Karl-Heinz Peper

Alte ostfriesische Hausmittel neu entdeckt

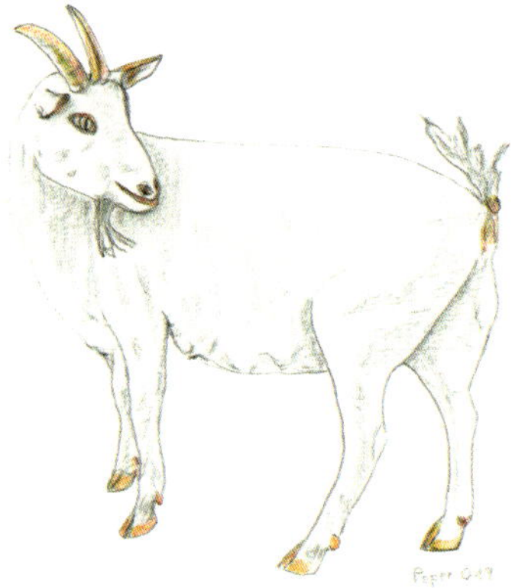

Ziege

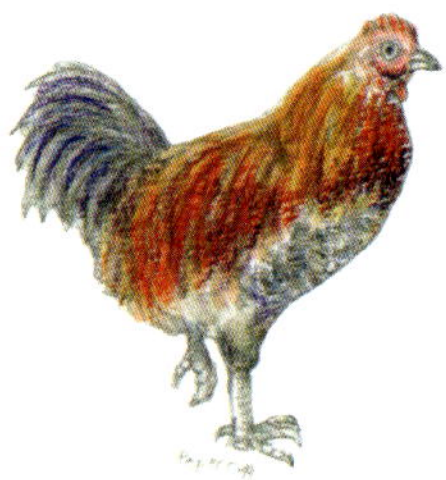

Hahn

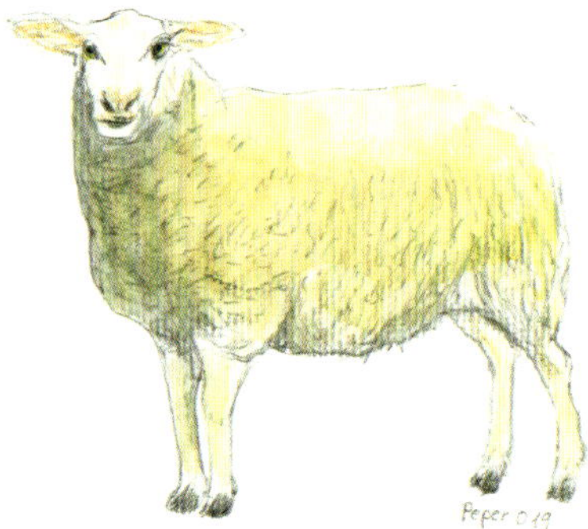

Schaf

Karl-Heinz Peper

Alte ostfriesische Hausmittel neu entdeckt

Heilkunde mit einfachen Mitteln aus dem Haushalt und der näheren Umgebung

Ein nützlicher Ratgeber für die Selbstbehandlung

ISENSEE VERLAG
OLDENBURG

Vorwort

Über die Jahrhunderte hinweg mussten sich die Menschen in Ostfriesland den schwierigen Herausforderungen stellen, die der Gezeitenwechsel der Nordsee und der Einfluss der Tide auf die landwirtschaftlichen Nutzungsmöglichkeiten der küstennah gelegenen Marschen und sich daran weiter landeinwärts anschließenden Nieder- und Hochmoore und Geestlandschaften mit sich brachte. Ihren Lebensunterhalt verdienten sie sich durch die Fischerei, die Kultivierung der Hochmoore, die Landwirtschaft und den Seehandel, wobei sie den rauen Naturgewalten trotzig die Stirn boten und häufig – vor allem in den dünn besiedelten ländlichen Gebieten – ein entbehrungsreiches und mühseliges Leben führten. In Krankheitsfällen war der Weg zu den wenigen Ärzten in den Städten für die ländliche Bevölkerung oft zu weit und beschwerlich, sodass sich dort im Laufe der Zeit eine eigene medizinische Versorgung entwickelte, die aus Heilkundigen und sogenannten Knochenbrechern bestand, die sich mit einheimischen Heilkräutern und mit Hausmitteln auskannten und auch so manches ausgerenktes Gelenk zu richten wussten. Diese Heilkundigen und Knochenbrecher verfügten über ein enormes Wissen, das sie von Generation zu Generation weitergaben.

Schon immer war ich von der ostfriesischen Volksmedizin fasziniert, sah mich allerdings vor die schwierige Tatsache gestellt, dass nur weniges von diesem großen Wissen in schriftlicher Form festgehalten worden war. So sammelte ich also über viele Jahre hinweg in mühseliger Kleinarbeit viele Informationen, bis ich 1995, auf die Aufzeichnungen von Jan van Dieken stieß. Der im Jahre 1971 verstorbene ostfriesische Pastor und Botaniker Jan van Dieken, hatte über 30 Jahre lang heilkundige Bauern und Bäuerinnen zu alten Anwendungen der ostfriesischen Volksmedizin befragt und die Angaben niedergeschrieben. Seine Aufzeichnungen durfte ich auswerten.

Es folgten weitere Quellen, sowie meine Bekanntschaft mit älteren Menschen, die mir noch vieles von diesem alten Volkswissen zu berichten wussten. Die bemerkenswerteste Person unter ihnen war, wohl Oma Minchen, auch Oma Annchen, der heilkundige Imker Johann Hinderks und viele andere alte Ostfriesen konnten sich noch an Anwendungen mit Heilkräutern und Hausmitteln erinnern, die schon fast in Vergessenheit geraten waren. Dieses alte Wissen habe ich jahrelang in meiner Praxis überprüft und zum Teil erstaunliche Behandlungserfolge damit erzielen können. Auf den zahlreichen Vorträgen, zu denen ich als Referent unter anderem auch von Landfrauenverbänden immer wieder eingeladen werde, wurden meine Kenntnisse durch die Beiträge von Zuhörerinnen stets erweitert. Auch viele meiner älteren Patienten haben noch dieses oder jenes hinzugefügt.

Die meisten der in diesem Buch aufgeführten volksmedizinischen Anwendungen waren in Ostfriesland gebräuchlich, einige Angaben stammen aber auch aus den umliegenden Gebieten, wie dem Ammerland, Butjardingen, dem Harlingerland, dem Landkreis Cloppenburg, dem Emsland, der Grafschaft Bentheim und der Grenzregion in den benachbarten Niederlanden, darunter insbesondere aus der Gemeinde Oldambt in der Provinz Ostgroningen.

Karl-Heinz Peper
HEILPRAKTIKER

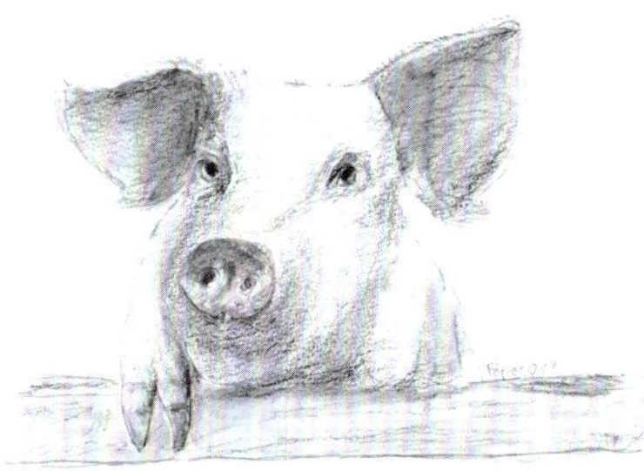

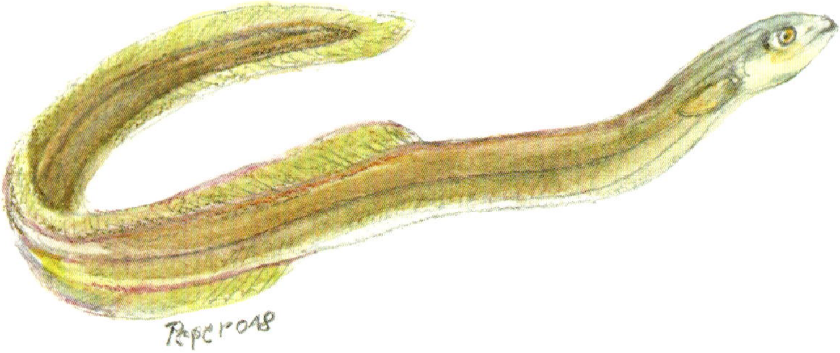

Aal

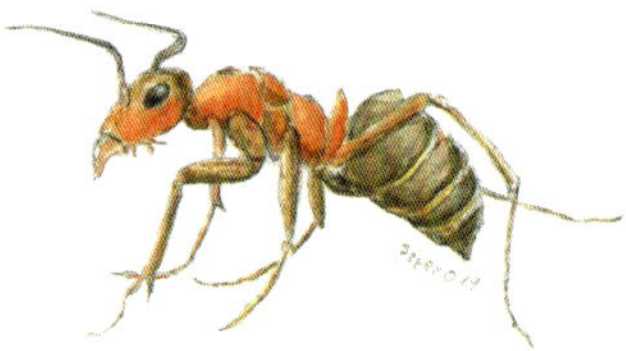

rote Waldameise

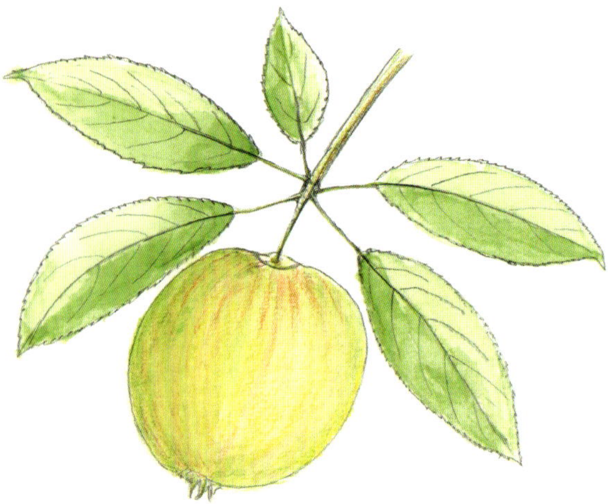

Apfel

Alte ostfriesische Hausmittel von A-Z

Aalfett

bei Wunden, Hämorrhoiden und anderen Beschwerden

Lateinische Bezeichnung: Anguilla anguilla L.
Ostfriesische Volksnamen: Aalfett
(Brataal = Braddaal, Räucheraal = Smudaal)
NL: Paling, Palingvet

Das Fett von geräucherten Aalen benutzten die Ostfriesen früher als Salbe zum Einreiben gegen **Hämorrhoiden** und zur **Wundbehandlung**. Mit dieser Aalfettsalbe habe auch ich – insbesondere bei Hämorrhoiden – erstaunlich gute Erfolge erzielen können. Diese Salbe wurde aber auch zu anderen Heilzwecken benutzt. Bei **Schwerhörigkeit** beispielsweise, reibt man sich damit die Ohren von innen und außen ein. Allerdings scheint die Salbe in diesem Fall nicht bei allen gleich gut zu wirken, da einige Patienten zwar eine deutliche Besserung ihres Hörvermögens verspüren, andere jedoch wiederum keinen Behandlungserfolg feststellen können.

→ ***Bekannte Inhaltsstoffe:*** Aale enthalten größere Mengen an Vitamin A sowie Vitamin D3, Vitamin E und besonders wichtige Omega-3-Fettsäuren.

Anwendung und Dosierung

Siehe betreffende Textstellen.

⊙ ***Handel:*** Im Handel bisher nicht erhältlich.

Ameisenspiritus

bei Muskel und Gliederschmerzen

Lateinische Bezeichnung: Spiritus Formicarium
Ostfriesische Volksnamen: Miegammelsprit, Miegembkesprit
NL: Mierentinktuur

Die Ameise heißt in unserer ostfriesischen Sprache Miegammel oder auch Miegembke bei der schwarzen Zwart Miegammel oder bei der Roten, Rod Miegammel oder entsprechend Miegembke.
Nach Jan van Dieken heißt es im Buch von Theo Schuster: „Lässt man ein Taschentuch mindestens 5 Minuten auf einem Waldameisenhaufen liegen, wird es mit Ameisensäure bespritzt, damit lassen sich dann **rheumatische Schmerzen** lindern."
Eine ältere Frau aus dem ostfriesischen Westoverledingen (Ihrhove) erzählte mir von der Anwendung und der Selbstherstellung von Ameisenspiritus. Sie verwendet es als Einreibemittel bei **Rheuma** und auch bei **Gliederschmerzen.** Sie erklärte mir, dass man ein Glas schräg in einen Ameisenhaufen der roten Waldameise (Formica rufa) legen müsse. Die Ameisen würden dann von selbst in das Glas krabbeln. Wenn das Glas etwa halb voll sei, so müsse man das Glas herausnehmen und ganz mit Spiritus auffüllen.

Anmerkung: Man kann sie aber auch mit einem Stock mitsamt den Tannennadeln hinein fegen. Dann wird das Glas jedoch, dreiviertel aufgefüllt. Sie habe dafür immer Brennspiritus genommen, weil es billiger sei. Besser ist es aber 70 % Weingeist aus der Apotheke zu gebrauchen. Dies muss man dann ca. 2 Wochen stehen lassen und gelegentlich umschütteln. Danach wird die Flüssigkeit gefiltert. Jetzt kann man sie zum Einreiben verwenden.

→ ***Bekannte Inhaltsstoffe:*** Ameisensäure Acidum formicarium

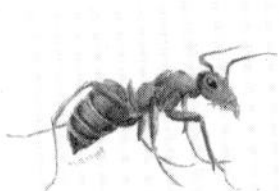

Anwendung und Dosierung

Siehe betreffende Textstellen.

⊙ ***Handel:*** Noch heute kann auch in der Apotheke Ameisenspiritus nach Vorschrift des DAB 6 aus reiner Ameisensäure hergestellt werden. Die Vorschrift lautet 1 Teil Ameisensäure 14 Teile Weingeist (70 %) und 5 Teile Wasser.

Apfel

bei Kopfschmerzen oder Migräne, Eisenmangel, Durchfall und anderen Beschwerden

Botanische Bezeichnung: Malus pumila
Ostfriesischer Volksname: Appel
NL: Appel

Äpfel wurden in der ostfriesischen Volksheilkunde schon von jeher gegen vielerlei kleinere Beschwerden eingesetzt. Von alten Ostfriesen höre ich beispielsweise immer wieder, dass das Essen von Äpfeln ein gutes Mittel zur **Vorbeugung gegen Kopfschmerzen und Migräne** sei. Dies trifft allerdings nur für solche aus kontrolliert biologischem Anbau zu, da Äpfel aus dem konventionellen Anbau wegen der dort zum Einsatz kommenden Spritzmittel ihrerseits wiederum Kopfschmerzen hervorrufen können.
Gerda Baumfalk nannte heißen Apfelsaft mit Zimt gegen **Halsschmerzen.**

Gegen **Eisenmangel** pflegte man früher einen mit Nägeln gespickten Bratapfel zu verzehren. Gegen **Durchfall** nahm man TLweise einen geriebenen Apfel ein und gegen **Unruhe, Nervosität** und **Schlafstörungen** wurde ein Tee aus Apfelschalen getrunken. Schwangere Frauen bekamen den Rat, kurz vor ihrer Niederkunft regelmäßig Äpfel zu essen, um zu verhindern, an **Wochenbettfieber** oder an einer **Brustentzündung** zu erkranken.

→ ***Bekannte Inhaltsstoffe:*** Gerbstoffe, Pektine, Vitamin C.

Anwendung und Dosierung

Mit Nägeln gespickter Apfel gegen Eisenmangel:

Ein Apfel wird mit 4-6 Nägeln gespickt und im Backofen gebacken. Nach dem Garen zieht man die Nägel wieder heraus und dann kann der Apfel verspeist werden, der zur Geschmacksverbesserung mit Vanillesoße serviert werden kann. Die Anwendung sollte über einen Zeitraum von ca. 14 Tagen alle 2 Tage wiederholt werden. Durch die im Apfel enthaltene Säure und den Vitamin-C-Gehalt werden Oxidationsprozesse in Gang gesetzt, bei denen sich etwas Eisen von der Oberfläche des Nagels löst. Dieses steht dann in zweiwertiger Form zur Verfügung, da der Körper zur Aufnahme von Eisen Vitamin C benötigt, das in Äpfeln ebenfalls enthalten ist.

Geriebener Apfel gegen Durchfall:

Ein ungeschälter Apfel wird in einer Reibeschale gerieben. Den Apfelbrei lässt man danach solange in der Reibeschale liegen, bis er sich deutlich braun verfärbt hat (nach etwa einer halben bis einer Stunde). Diese braune Verfärbung entsteht durch die im Apfel (nur Bioäpfel) in Vorstufen enthaltene, aber erst durch den Kontakt mit Sauerstoff aktivierte Gerbsäure, die den Darm sozusagen leicht angerbt, wodurch er wieder gesundet. Zur besseren Wirkung wird der Apfelbrei noch mit einem TL „Kaneel“ (Zimt) bestreut und sollte dann TLweise eingenommen werden.

Apfelschalen-Tee zur Erfrischung bei Fieber sowie gegen Unruhe, Nervosität und Schlafstörungen:

Die Schale eines Apfels wird im Wasser gekocht, um das Kochwasser anschließend als Tee einzunehmen. Wie Oma Minchen mir erzählte, wird dieser Apfelschalen-Tee von Fieberkranken als außerordentlich erfrischend empfunden, während der alte Heilpraktiker Willem Scharrel den Tee vor allem gegen Unruhe, Nervosität und Schlafstörungen empfahl.

Äpfel für schwangere Frauen als vorbeugende Maßnahme gegen Wochenbettfieber und Brustentzündungen:

Von dem Bienenexperten und Kräuterkundigen Johann Hinderks stammt der Rat an schwangere Frauen, etwa 10 Tage vor der Niederkunft zu beginnen, täglich einen Apfel zu essen, um zu verhindern, an Wochenbettfieber oder an einer Brustentzündung zu erkranken.

⊙ ***Handel:*** Nur Äpfel aus kontrolliert biologischem Anbau verwenden!

Apfelblätter

bei Gelenkrheumatismus

Botanische Bezeichnung: Malus pumila
Ostfriesischer Volksname: Appelbladden
NL: Appelbladeren

In den Überlieferungen Jan van Diekens, die zum größten Teil auf Berichten alter, heilkundiger Ostfriesen beruhen, findet sich der interessante Hinweis, dass ein Tee aus den Blättern des Augustapfelbaums bei **Gelenkrheumatismus** eine sehr gute Wirkung zeigt. Meiner Beobachtung nach eignen sich dazu aber auch die Blätter anderer Apfelbäume, zum Beispiel die des Boskop-Apfels.

Anwendung und Dosierung

Teezubereitung: 2-3 TL Apfelblätter mit ¼ Liter kochendem Wasser überbrühen, 10 Minuten ziehen lassen und dann abseihen. 3-mal täglich eine Tasse trinken.
Mengenangabe für 1 Liter: 2-3 EL (Tierheilkunde).

⊙ ***Handel:*** Apfelblätter sind im Handel nicht erhältlich und können nur selbst gesammelt werden.

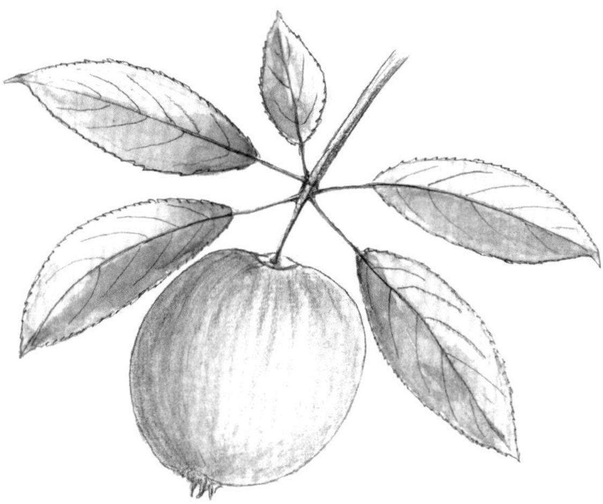

Apfel

Baldrian

zur Beruhigung, bei Einschlafstörungen, nervös bedingtem Bluthochdruck und anderen Beschwerden

Botanische Bezeichnung: Valeriana officinalis
Ostfriesische Volksnamen: Kattenkruud,
Ballerjan (Oldenburg)
NL: Valeriaan

Als **Beruhigungsmittel** ist die Baldrianwurzel bereits seit dem Altertum bekannt. Mit Baldrian kann man bei **nervös bedingten Einschlafstörungen** sowie **nervös bedingtem Bluthochdruck** häufig ebenfalls gute Ergebnisse erzielen, da man dank Baldrian besser zur Ruhe kommt. Auch bei **Kopfschmerzen durch Stress und Nervosität** lohnt sich ein Versuch mit Baldrian.

In der südlich von Ostfriesland gelegenen Grafschaft Bentheim wurde die Baldrianwurzel nach Karl Sauvagerd auch gegen **Würmer** eingesetzt. Sauvagerd bestätigt der Wurzel außerdem eine gute Wirkung gegen **Fieber, Magenkrämpfe, Schwindelanfälle, Schlaflosigkeit und insbesondere Einschlafstörungen.** Die positive Wirkung der Baldrianwurzel bei Schwindelanfällen, Schlaflosigkeit und vor allem bei Einschlafstörungen kann ich bestätigen. Als Wurmmittel habe ich die Wurzel bisher nie eingesetzt.

Tierheilkunde: Bei Unruhe und Nervosität von Tieren ist ein Versuch mit Baldriantee ebenfalls empfehlenswert.

→ ***Bekannte Inhaltsstoffe:*** Kleine Mengen an Valepotriaten, ätherisches Öl, bizyklische Triterpene und Alkaloide.

Anwendung und Dosierung

Teezubereitung: 2-3 TL Baldrianwurzel mit ¼ Liter kochendem Wasser übergießen, 10 Minuten ziehen lassen und abseihen. 3-4-mal täglich eine Tasse trinken.
Mengenangabe für 1 Liter: 2-3 EL (Tierheilkunde).

Dosierung der Tinktur: 3-4-mal täglich 20-30 Tropfen auf ein halbes Glas Wasser.

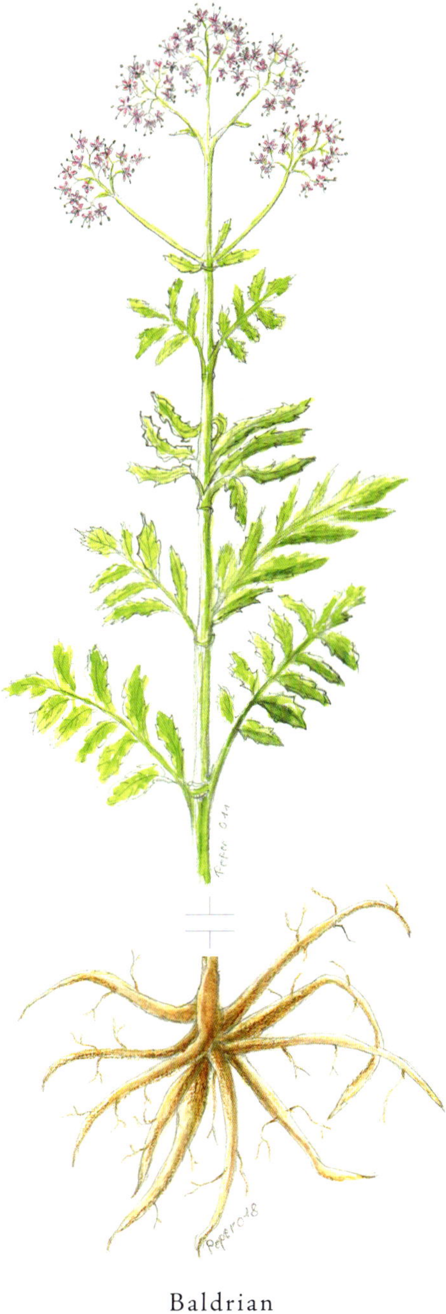

Baldrian

⊙ ***Handel:*** In der Apotheke ist die Baldrianwurzel als „Radix Valerianae“ oder eine entsprechende Tinktur als „Tinctura Valerianae“ erhältlich. Im freien Kräuterhandel wird die Wurzel und die Tinktur unter der deutschen Bezeichnung angeboten (Fa. Kräuter Schulte). Die Tinktur ist allerdings apothekenpflichtig.

Bernstein

bei Hals-, Zahn-, Kiefer- und Ohrenleiden

Ostfriesischer Volksname: Baarnsteen
NL: Barnsteen

Der Oldenburger Arzt und volksmedizinische Forscher Dr. med. Jonas Goldschmidt schrieb 1854, dass sie Bernsteinperlen an einer Schnur um den Hals nahmen, um sich vor **Rückfällen bei Halsentzündungen** zu schützen. Bekannt ist außerdem, dass die Bernsteinkette auch bei **Zahnungsproblemen** von Kindern verwendet wird. Auch bei Erwachsenen hat sich die Bernsteinkette bei **chronischen Zahn-** und **Kieferproblemen** bewährt.
Der berühmte ostfriesische Forscher Otto Leege (Juist) berichtete im ostfriesischen Jahreskalender von 1939 von Bernstein an Ostfrieslands Küste. In diesem Kapitel erzählt er, dass alte Insulaner ihm, als jungem Lehrer, als er auf die Insel Juist kam (1882 also damals schon über 50 Jahre her), von der Anwendung von Bernstein durch deren Großeltern erzählten. Diese lobten den Bernstein als wertvolles Heilmittel. So soll man bei **Zahnschmerzen** kleine Stücke auf glühende Kohlen legen und den Rauch einatmen. Manche Frauen trugen Halsketten aus Bernstein nicht nur als Schmuck, sondern bei **Augen- und Ohrenleiden zur Linderung** und **um die Zähne gesund zu halten**. Zu Staub zerrieben hielten sie ihn für das beste Mittel gegen **Magenbeschwerden**. Hier nahm man entweder das Pulver pur oder in Wasser ein. Suchten die Insulaner früher an heißen Tagen den Strand ab, so steckten sie sich gern Bernsteinstückchen in den Mund, wurde doch auf diese Weise der **Speichelfluss angeregt.**
Schon der römische Gelehrte Plinius 23/24 bis 79 nach Christus (S. 553 Band 2) schrieb über den Bernstein. Er schrieb, Callistratus (Unbekannt) empfahl ihn gegen **Verrücktheit jeden Alters**. Ferner als Pulver eingenommen oder angebunden gegen **Harnbeschwerden**.

Gegen **Magenbeschwerden** nahm man entweder Bernsteinpulver alleine oder mit Mastix (Gummiartiges Harz) in Wasser ein. Bernstein brennt schnell, schon wenn er in die Nähe des Feuers kommt. Derselbe soll an den Hals gebunden **Fieber und andere Krankheiten** heilen. Sowie das Harz der Wundverband der Bäume ist, so fördert auch Bernstein die **Wundheilung.** Eine aus Bernstein hergestellte Salbe hilft nach meiner eigenen Erfahrung sehr gut bei **chronischen Augenentzündungen** und auch bei **Augenreizungen.** Mit Honig und Rosenöl abgerieben soll der Bernstein bei **Ohrenübel** wirksam sein. Jan van Dieken schrieb, dass Rosenöl ebenfalls hilfreich sei, um das Gehör wiederzuerlangen. Der Edelsteinexperte Michael Gienger schrieb auch: „ Bernstein fördert ein sonniges, **sorgloses Leben** und hilft uns unbedarft fröhlich in den Tag hineinzuleben." Er erwähnt auch den Bezug zu Magen, **Milz, Leber- und Gallenleiden.** Eine in Ostfriesland lebende Flohmarkthändlerin erzählte mir, dass hier lebende Polen regelmäßig Bernstein als relativ kleine Granulate kaufen würden, um daraus eine Tinktur herzustellen. Hierfür würden diese den Bernstein mit Schnaps oder Wodka übergießen und 2-3 Wochen stehen lassen. Diese so gewonnene Tinktur würden sie als **Stärkungsmittel** anwenden.

Anwendung und Dosierung

Siehe betreffende Textstellen.

⊙ ***Handel:*** Bei jedem Edelsteinhändler zu bekommen.
Die Bernsteinsalbe kann über das Internet bestellt werden.

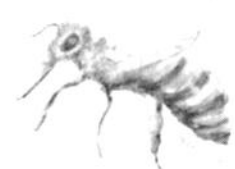

Bienenpollen

bei Unruhe, Heuschnupfen, Prostataleiden und als Aufbaukost

Ostfriesischer Volksname: Immenpollen
NL: Bijenpollen

Die Blütenpollen werden von den Bienen mit speziell dafür ausgebildeten Fangkörbchen an den Hinterbeinen gesammelt. Das Sammeln wird von den Imkern als „Höseln" bezeichnet.

Die Blütenpollen sind äußerst nahrhaft und enthalten eine Menge von Vitaminen. In der Hauptsache handelt es sich hierbei um Vitamine der B-Gruppe, welche insbesondere für das Nervensystem, aber auch für die Blutbildung enorm wichtig sind.
Zusammenfassend kann man sagen, dass die Pollen stark **aufbauend und bei Hauterkrankungen und für die Blutbildung** wirksam sind, ebenfalls bei **Unruhe und Nervosität.** Auch kann man sie durch ihre **aufbauende Wirkung** bei **Abgeschlagenheit** und **Ermüdung** einsetzen. **Prostataleiden** können durch regelmäßige Einnahmen spürbar gelindert werden.
Nach Angaben des ostfriesischen Bienenexperten und Kräuterkundigen Johann Hinderks kann man, mit einer langsam ansteigenden Dosis von Blütenpollen, **Heuschnupfen** behandeln. Dies sollte man aber möglichst vorbeugend machen.
Man beginnt mit 3-mal täglich 5-7 Pollenkörnchen und steigert diese pro Woche um 3 Stück, bis man etwa die Menge von einem TL erreicht hat. Diese Menge nimmt man dann 3-mal täglich noch weitere 4 Wochen ein. Danach ist die Kur beendet. Diese Kur sollte möglichst im Herbst begonnen und über den Winter vorbeugend durchgeführt werden.
Der Pollen kann rein, aber auch mit Milch und Honig gemischt eingenommen werden. Täglich 2 gehäufte TL bewirken schon eine Verbesserung des Allgemeinbefindens. Empfehlenswert ist eine Pollenkur im Frühjahr und im Herbst von je einem Monat. Dabei nimmt man 3-mal täglich 2-3 TL Blütenpollen zu sich. Die Pollen werden auch von Kindern gut vertragen. Die Packung stets gut verschlossen halten, da Licht und Feuchtigkeit den Wirkstoffen schaden!
Gut für das seelische Wohlbefinden, besonders bei **Unruhe, Nervosität** und als **Aufbaukost bei Schwächezuständen,** wirkt auch der von mir zusammengestellte Haferteller.

Rezept Haferteller:

1 Teller voll Haferflocken wird mit heißer Milch übergießen
5 Minuten quellen lassen
2-3 TL Blütenpollen und
1-2 TL Honig (Raps) darunter rühren
Dieser Teller sollte als Kur jeden Morgen gegessen werden.

Guten Appetit!

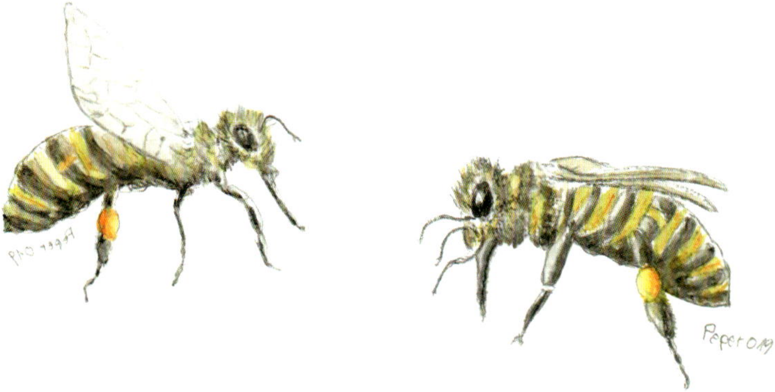

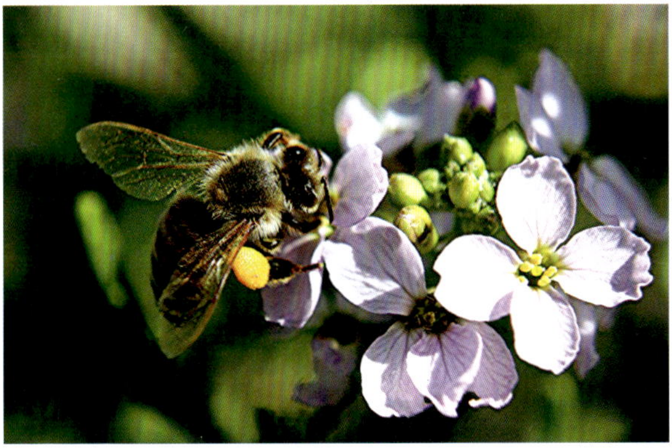

Bienen mit Pollen

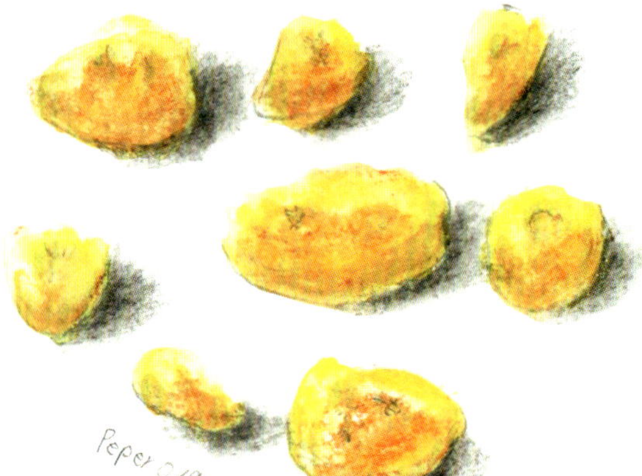

Bernstein

Anwendung und Dosierung

Siehe betreffende Textstellen.

> ***Anmerkung:*** Qualitätsmerkmal „gereinigter Pollen". Auch dies ist ein Flop. Es wird tatsächlich im Handel gereinigter und ungereinigter Pollen angeboten. Dies bezieht sich aber nicht auf Sauberkeit, sondern darauf, dass die Pollen zu ca. 90 % eine beige Farbe haben. In der Natur gibt es aber auch schwarze und lilafarbene Pollen, von eben dunkleren Blüten. Diese werden ausselektiert, weil sie nicht dieselbe Farbe haben. Für diesen Unsinn zahlt man natürlich einen Aufpreis. Kaufen Sie ungereinigten Pollen, denn dieser ist genauso sauber.

Bier

schweißtreibend und bei Schlangenbissen

Ostfriesischer Volksname: Beer
NL: Bier

Frau Sanders aus dem Dorfe Stapelmoor bei Weener berichtete mir ebenfalls von der schweißtreibenden Eigenschaft des Bieres. Nach ihren Angaben muss man heißes Bier mit etwas Zucker trinken und dann ins Bett. Der Oldenburger Arzt und volksmedizinische Forscher Dr. Jonas Goldschmidt schrieb 1854 in seinem Buch, dass heißes Bier mit gebratenem Speck eingenommen, besonders **schweißtreibend** wirken soll. Nach Jan van Dieken gab man einem, der von einer **Kreuzotter gebissenen** wurde, einen Sud von in Bier gekochten Eschenblättern zu trinken. Nach dem ostfriesischen Buchautor Theo Schuster wurde Bier auch in der Tierheilkunde eingesetzt. Er berichtet in „Bösselkatrien heet mien Swien", wenn der Kuh das Kalben schwer fiel, so gab man ihr Einfachbier (Dünnbier) in das man ½ Pfund Honigkuchen verrührt hatte, der vorher von Menschen zerkaut worden war.

Anwendung und Dosierung

Siehe betreffende Textstellen.

Birnbaum, Birnbaumblätter

bei Reizblase und Blasenentzündung

Botanische Bezeichnung: Pyrus communis
Ostfriesischer Volksname: Peernboom, Peernboombladden
NL: Perenboom, Perenboomblad

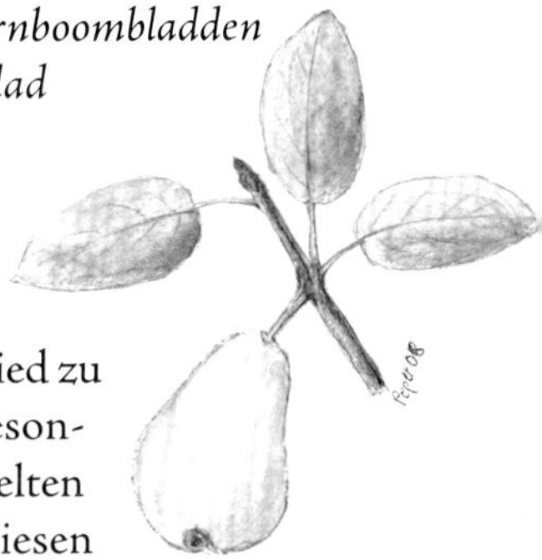

Im Gegensatz zu dem allseits bekannten Birnbaum, der im Plattdeutschen als „Peernboom" bezeichnet wird, benutzen die Ostfriesen für den wilden Birnbaum, dessen Äste im Unterschied zu seiner kultivierten Art Dornen tragen, den besonderen Namen „Klöterpeern". Birnbaumblätter gelten nach Jan van Diekens Berichten bei den Ostfriesen schon seit erdenklichen Zeiten als wirksames Mittel bei **Blasen- und Nierenkrankheiten**, wobei sie als Tee eingenommen werden. Gemäß der alten Signaturenlehre ergibt sich der Hinweis auf die Blase und die übrigen Harnwege aus dem reichlich vorhandenen Saft der Birne und ihrer nach unten gefüllten Bauchform.

Meiner Erfahrung nach eignet sich dieser Tee sehr gut bei einer **Reizblase** oder bei einer **akuten Blasenentzündung**. Doch auch für Patienten mit bereits jahrelang bestehenden Beschwerden durch eine **chronische Blasenentzündung mit häufigem Harndrang** gibt es damit noch recht gute Heilungschancen.

→ ***Bekannte Inhaltsstoffe:*** 4-5% Arbutin, wenig Gerbstoffe und deshalb gut verträglich.

Anwendung und Dosierung

Teezubereitung: 2-3 TL Birnbaumblätter mit ¼ Liter kalten Wasser langsam zum Sieden erhitzen, 5-10 Minuten ziehen lassen und abseihen. In der Regel sind 3-4 Tassen täglich ausreichend.

Teezubereitung für Tiere: Frische Birnenblätter in einem Verhältnis von 1:5 mit kaltem Wasser ansetzen, dann zum Sieden bringen und kurz aufkochen (nach Tierarzt Grafe, ATM Bad Bramstedt).

Dosierung der selbst hergestellten Tinktur: 3-mal täglich 20-30 Tropfen ins Wasser.

⊙ ***Handel:*** Birnenblätter sind im Handel nicht erhältlich und müssen somit selbst gepflückt werden.

Selbstsammlung: Beim Sammeln von Birnenblättern sollte man die relativ schnell verlaufenden Zersetzungsprozesse berücksichtigen. Die Blätter müssen daher nach der Ernte entweder sofort als Tee zubereitet oder bei etwa 20° C schonend getrocknet werden. Durch höhere Temperaturen oder zu schnelles Trocknen setzt der Zersetzungsprozess erstaunlich schnell ein und ist dann nicht mehr aufzuhalten. Eine weitere Möglichkeit besteht in der Herstellung einer Tinktur aus den frischen, kleingeschnittenen Blättern, die nach der unter dem Stichwort „Ringelblume" angegebenen Anleitung, leicht selbst zubereitet werden kann.

Blumenkohlkochwasser

bei Heiserkeit, Kehlkopfentzündungen und Bronchitis

Botanische Bezeichnung: Brassica oleracea var. botrytis
Ostfriesischer Volksname: Bloemenkool
NL: Bloemkool, Bloemkoolkookwater

Früher wurde bei uns das Kochwasser vom Blumenkohl bei **Heiserkeit, Kehlkopfentzündungen** und **Entzündungen der Bronchialschleimhaut** getrunken. Ich habe hierbei besonders gute Erfolge bei chronischen Erkrankungen im Kehlkopfbereich beobachten können. Da Blumenkohl unter anderem auch Schwefel enthält, hat Blumenkohlkochwasser zudem eine günstige Wirkung auf die **Darmschleimhaut.** Die Wirkung kann noch verbessert werden, wenn die Blätter des Kohls mit gekocht werden. Doch es reicht auch, die Blätter zu verwenden, von denen 4-6 Stück für 10 Minuten in 1 Liter Wasser gekocht und danach abgeseiht werden. Von dem Kochwasser trinkt man mehrmals täglich eine Tasse, wobei die Anwendung sehr gut mit Brombeersaft unterstützt werden kann.

→ ***Bekannte Inhaltsstoffe:*** Kalium, Schwefel sowie Phosphor, Eisen, Vitamin A und geringe Mengen an Vitamin B. Mit seinem geringen Gehalt an Natrium bei zugleich hohem Kaliumanteil (311 mg pro 100 g) ist Blumenkohl auch für Nierenkranke als Schonkost bekömmlich.

Anwendung und Dosierung

Siehe betreffende Textstellen.

⊙ ***Handel:*** Im Lebensmittelhandel. Bioware sollte bevorzugt werden.

Bohnenschalen

als harntreibendes Mittel und zur unterstützenden Behandlung von Diabetes Typ II

Botanische Bezeichnung: Phaseolus nanus
Ostfriesische Volksnamen: Bohn, Tuinbohn
NL: Bonenschil

Die Anwendung eines Tees aus Bohnenschalen ist bei den Ostfriesen schon von jeher bekannt und geht vermutlich auf die alte Signaturenlehre zurück, denn die Schalen von Bohnen haben einen süßlichen Geschmack, und die Bohne selbst weist eine deutliche Nierenform auf. Dieser Tee wirkt **anregend auf die Nierentätigkeit**, aber auch **auf die Tätigkeit der Bauchspeicheldrüse**. Er stimuliert die Insulinproduktion und hilft dadurch bei Diabetikern vom Typ II den **Blutzucker zu senken**. Zu diesem Zweck ist vor allem eine Teemischung aus Bohnenschalen zu gleichen Teilen mit Heidelbeerblättern zu empfehlen. Regelmäßig getrunken bewirkt dieser Tee bereits nach ca. 14 bis 28 Tagen eine Senkung des Blutzuckerspiegels. Die Behandlung sollte von laufenden Kontrollen der Blutzuckerwerte begleitet werden.

→ ***Bekannte Inhaltsstoffe:*** Eiweiße, Mineralien, sowie Stoffe mit antidiabetischer und diuretischer Wirkung.

Anwendung und Dosierung

Teezubereitung: 2-3 Teelöffel Bohnenschalen mit ¼ Liter kochendem Wasser übergießen, 10 Minuten ziehen lassen und abseihen. 3-mal täglich 1 Tasse trinken.

⊙ ***Handel:*** In der Apotheke sind Bohnenschalen als „Cortex sine Semen Phaseoli" erhältlich, im freien Kräuterhandel werden sie als „Bohnenschalen, geschnitten" vertrieben.

Breitwegerich

bei Quetschungen, Wunden, Geschwüren, Verbrennungen, Wespenstichen und anderen Beschwerden

Botanische Bezeichnung: Plantago major
Ostfriesische Volksnamen: Röttensteert, Wegbladden, Fiefader(n)blad
NL: Grote Wegbree, breedbladige Wegbree

Den Breitwegerich trifft man sehr häufig an Wegrändern, auf Wiesen, überschwemmten Gebieten und in Gärten an. An der Küste und auf den Inseln kommt eine Unterart namens Meerstrandwegerich (Plantago maritima) vor. Die Signatur des Breitwegerichs ist recht auffällig, denn wenn man ein Blatt zusammen mit dem Stängel abreißt, erkennt man deutlich die heraushängenden Fäden, die an Sehnen erinnern. Besonders die älteren Blätter weisen oft rötliche Flecken, meist an den Blatträndern auf, die als Hinweis auf Wunden gedeutet werden können. Zerquetschte Breitwegerichblätter wurden nach der Überlieferung früher in Wasser gekocht, um sie dann so heiß wie gerade noch erträglich auf frische und **schlecht heilende Wunden, sowie Geschwüre** aufzulegen. Bei Entzündungen wie einer **Sehnenscheidenentzündung** ist eine Auflage aus Breitwegerichblättern in der Lage, die Schmerzen herauszuziehen. Die Blätter wirken außerdem sehr gut bei **Quetschungen** oder **Sehnenzerrungen**.

In der alten ostfriesischen Rezeptsammlung aus dem Jahre 1560 ist nachzulesen, dass man bei **gequetschten und verwundeten Sehnen**

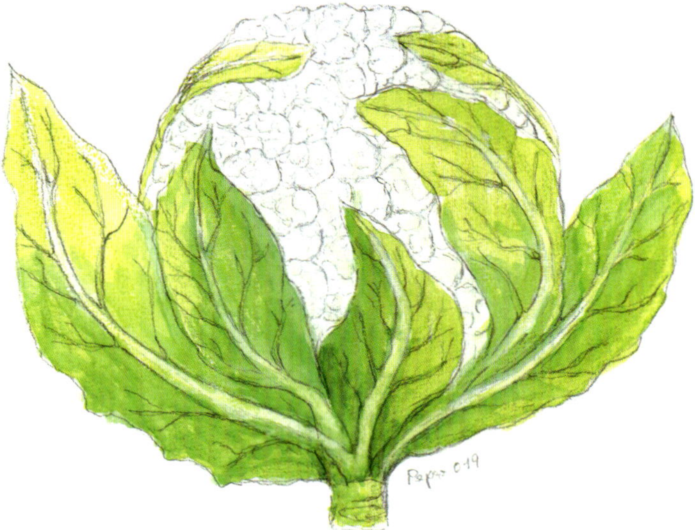

Blumenkohl

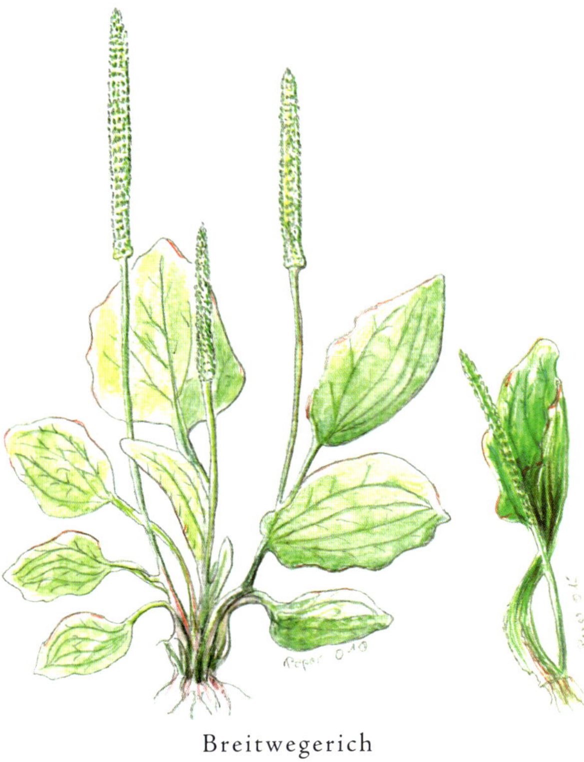

Breitwegerich

früher aus gestampftem Wegerich, Weinraute und dem Fett eines alten, kastrierten Ebers, ein Pflaster zubereitete. Die Knochenbrecherin Dorthe Aden aus Wiesmoor erzählte mir, dass das „Fiefadernblatt" bei **offenen Beingeschwüren** ebenfalls als Auflage eingesetzt wurde. Dazu wurden die Breitwegerichblätter zuerst weich gekocht und dann auf die betroffene Körperstelle gelegt. Diese Auflage wurde alle 3-4 Stunden erneuert. Auch bei **Wespenstichen** sollen die Blätter gut wirken. Nach Oma Minchen setzte man Breitwegerichblätter früher auch bei **Verbrennungen** ein, indem man sie zuerst mit dem Griff eines Brotmessers weich klopfte, um sie dann als Auflage zu verwenden. Der aus dem frischen Blatt gewonnene Saft sorgt als Einreibung bei **Brennnesselverbrennungen** für schnelle Erleichterung. Bei einem sogenannten „Fiek in d' Finger", einer tiefen **Fingerentzündung**, bei der auch die Sehnen und Knochenhaut mitbetroffen sind, zeigt ein mit einem Mullverband fixiertes frisches Blatt eine hervorragende Wirkung.

→ ***Bekannte Inhaltsstoffe:*** Aucubin, Gerbstoffe, ätherische Öle, Flavonoide, Pflanzensäuren und Schleimstoffe.

Anwendung und Dosierung

Teezubereitung: 2-3 TL Breitwegerichkraut mit ¼ Liter kochendem Wasser übergießen, 5-10 Minuten ziehen lassen und abseihen. 3-mal täglich 1 Tasse.

Dosierung der homöopathischen Urtinktur (Ø): In einem Verhältnis von 1:3 mit Wasser verdünnt zu Umschlägen gebrauchen. Die besten Ergebnisse lassen sich jedoch mit den frischen Blättern erzielen.

⊙ ***Handel:*** Als „Breitwegerichkraut" im freien Kräuterhandel. In der Apotheke gibt es außerdem eine homöopathische Urtinktur (Ø) der Fa. DHU namens „Plantago major Ø".

Brennnessel

hilft bei Rheuma, Prostatabeschwerden

Botanische Bezeichnung: Urtica dioica
Ostfriesische Volksnamen: Brannneddel (großeBrennnessel),lüttje Brannneddelbzw. Steennessel (kleine Brennnessel)
NL: Brandnetel

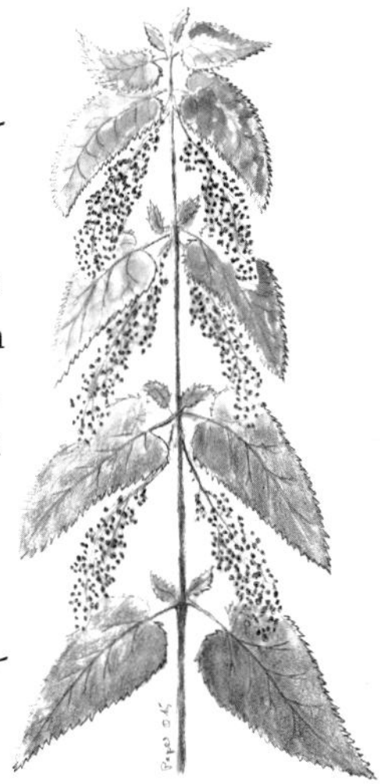

Brennessel

Bei **Rückenschmerzen** galten nach Jan van Dieken früher frische Brennnesseln als hilfreich, die man zum Beklopfen der schmerzenden Stellen gebrauchte. Kurz nach dieser Anwendung empfindet man eine wohltuende und heilsame Wärme, die sich über den gesamten Rücken ausbreitet und zu einer bedeutenden **Linderung der Schmerzen** führt. Im ostfriesischen Uplengen war eine ähnliche Anwendung bei **Gelenkentzündungen** und **Gelenkrheuma** bekannt, bei der man die betroffenen Gelenke einfach mit frischen Brennnesseln umwickelte. Eine meiner Mitarbeiterinnen hatte einmal die Gelegenheit, dies bei einer alten Frau zu beobachten, die sich so ihre **schmerzenden Handgelenke** behandelte.
Oma Minchen lobte stets die **harntreibende Wirkung** der Brennnessel und hierbei vor allem die jungen Triebe, die nach ihren Aussagen sehr gut für die Nieren seien. Als Spinat oder Suppe sind sie auch für **Diabetiker** besonders gut geeignet. Die Wurzeln eignen sich gut zur Behandlung bei einer **gutartigen Prostatavergrößerung.**

Anwendung und Dosierung

Teezubereitung: 2-3 Teelöffel des Brennnesselkrauts, der Wurzel oder der Samen mit ¼ Liter kochendem Wasser übergießen, 10 Minuten ziehen lassen und abseihen. 3-4-mal täglich 1 Tasse trinken.

⊙ ***Handel:*** In der Apotheke als Kraut mit der Bezeichnung „Herba Urticae", die Samen als „Semen Urticae" und die Wurzel als „Radix Urticae" bzw. im freien Kräuterhandel als „Brennnesselkraut", „Brennnesselwurzel" oder als „Brennnesselsamen" erhältlich.

Butter

bei Prellungen, Blutergüssen und anderen Beschwerden

Lateinische Bezeichnung: Butyrum
Ostfriesischer Volksname: Botter
NL: Echte Roomboter

Besonders als Erste-Hilfe-Maßnahme können **Prellungen** und **Blutergüsse** sehr gut mit Butter behandelt werden, die möglichst kalt auf die betroffenen Stellen geschmiert wird. Die Wirkung lässt sich noch verbessern, wenn auf einen gehäuften EL Butter noch 25 Tropfen Arnikatinktur untergerührt werden.

Wer sich den **Mund verbrannt** hatte, verschaffte sich früher durch das Lecken an einem Stück kalter Butter Linderung. Auch wurde Butter innerlich bei **auszehrenden Krankheiten** und **Abmagerung** gegeben. Wie mir Gerda Baumfalk erzählte, galten Butter wie auch Sahne früher als **appetitanregend**. Sie erinnerte sich auch, dass man Patienten mit einer **Lymphdrüsenentzündung** Brote, dick mit guter Butter bestrichen reichte.

Bereits in der alten ostfriesischen Rezeptsammlung von 1560 ist dokumentiert, dass man Butter früher auch als Salbengrundlage benutzte, denn in einer dort angegebenen Anweisung zur Zubereitung einer Pappelsalbe heißt es, dass man als Salbengrundlage frische, ungesalzene Butter benötigt.

→ ***Bekannte Inhaltsstoffe:*** Fett, Ölsäure, Lecithin (200 mg), Linol und Linolensäure, Vitamine, Zink und Cholesterin.

Anwendung und Dosierung

Siehe betreffende Textstellen.

⊙ ***Handel:*** Im Lebensmittelhandel. Bioware sollte jedoch bevorzugt werden.

Buttermilch

bei Sonnenbrand, zur Reinigung der Blutgefäße, bei Arteriosklerose, als mildes Abführmittel

Ostfriesische Volksnamen: Bottermelk, Karnmelk
NL: Karnemelk

Bei einem **Sonnenbrand** sorgt Buttermilch, vorsichtig auf die betroffene Hautpartie aufgetragen, für eine deutliche Linderung der Beschwerden. Eine noch bessere Wirkung zeigt eine Auflage mit einem in Buttermilch getränkten Baumwolltuch.

Bei einer Neigung zu **Verstopfung** sollte man regelmäßig Buttermilch trinken. Dasselbe gilt auch bei einer Neigung zu **Arteriosklerose**, da Buttermilch ein sehr gutes Mittel zur **Reinigung der Blutgefäße** ist. Die alten Leute wussten dies wohl sehr genau, wenn sie sagten: „Karnmelk maakt de Adern und de Darm weer schoon" (Buttermilch reinigt die Adern und den Darm). Mit ihrem hohen Kaliumgehalt, bei einem kaum nennenswerten Gehalt an Natrium, gilt Buttermilch als besonders **nierenfreundlich**. Zusammen mit Ananas kann sie nach Auskunft des alten Heilpraktikers Willem Scharrel, auch sehr gut als unterstützendes Mittel beim **Abnehmen** eingesetzt werden.

In den benachbarten Niederlanden wurden **Brandwunden** und **Mückenstiche** ebenfalls vorsichtig mit Buttermilch eingerieben. **Spröde Haut an den Beinen** rieb man dort ebenso ein und bei **Fußschweiß** badete man die Füße in einem Fußbad aus Buttermilch.

→ ***Bekannte Inhaltsstoffe:*** 100 g Buttermilchpulver enthält 1300 mg Kalium, 894 mg Kalzium, 110 mg Magnesium, 915 mg Phosphor und geringe Mengen an Eisen und Zink. Bei Molkepulver liegt der Kaliumgehalt mit 1860 mg noch höher.

Anwendung und Dosierung

Siehe betreffende Textstellen.

⊙ ***Handel:*** Im Lebensmittelhandel. Bioware sollte bevorzugt werden.

Dicke Bohne

Blutbildend, harntreibend

Botanische Bezeichnung: Vicia faba
Ostfriesische Volksnamen: Groot Bohn, (Ostfr.), Päärboone, (Ammerland) auch als Puffbohne bezeichnet
NL: Dikke boon, Tuinboon

Die grünen Schalen der großen Bohne mit Branntwein angesetzt sind nach Jan van Dieken ein gutes Mittel bei **Koliken.**
Eine Abkochung aus den Bohnenschalen wird als **harntreibend** empfohlen und gilt als Heilmittel bei **Nierenbeschwerden.** Nach alten Aufzeichnungen eines Einheimischen aus dem ostfriesischen Brookmerland im Jahre 1785 wird bei **zu starkem Stuhlgang** und fast mit Blut gemengter Öffnung der Rat gegeben „Nimm gekochte Feldbohnen diese zu Mehl mürbe gemacht (heute würde man zerstampft sagen) und hiervon in Pfannkuchen gebacken. Auf einem Vortrag über ostfriesische Pflanzennamen in Leer berichtete mir ein älterer Mann, dass seine Großmutter gesagt hätte: „In jede Groot Boon sitt een Drüpp Blood in und de geefen Kraft." Für Nichtostfriesen sie sagte in jeder Dicken Bohne sitzt ein Tropfen Blut und die geben Kraft. Vermutlich haben wir es hier also mit einem **blutbildenden Nahrungsmittel** zu tun.

→ ***Bekannte Inhaltsstoffe:*** Wahrscheinlich enthalten die dicken Feldbohnen **Eisen.** Berichte darüber gibt es jedoch nicht.

⊙ ***Handel:*** Nur im Lebensmittelhandel. Bioware ist zu bevorzugen.

Dill

bei Blähungen, Schluckauf, Schlafstörungen

Botanische Bezeichnung: Anethum graveolens
Ostfriesischer Volksname: Dill
NL: Dille, Dillekruid

Nach Jan van Dieken gehörte der Dill zu den neunerlei Kräutern, die nach dem ostfriesischen Volksglauben gegen Hexen schützten. In den bereits erwähnten Mitteilungen des Herrn J.W.R aus Norden, überliefert durch Jan van Dieken, heißt es, dass Dillsamen in Wein gesotten, Pein und **Schmerzen vertreibt, Geschwüre heilt** und als **Schlafmittel** wirkt. Gebrannter Dill wird in der alten Handschrift gegen **Geschwüre** empfohlen. Dillfrüchte wurden auch gegen **Blähungen** (wörtlich: „vertreibet die Winde") eingesetzt. Nach Pahlow wurde auch eine leicht **harntreibende Wirkung** nachgewiesen. Im Hausmittelbuch der katholischen Frauen in Lehrte – Haselünne, im Emsland 1989 steht, ein ungesüßter Tee aus Dillsamen ist ein angenehmes und prompt wirkendes Mittel gegen **Schluckauf.**

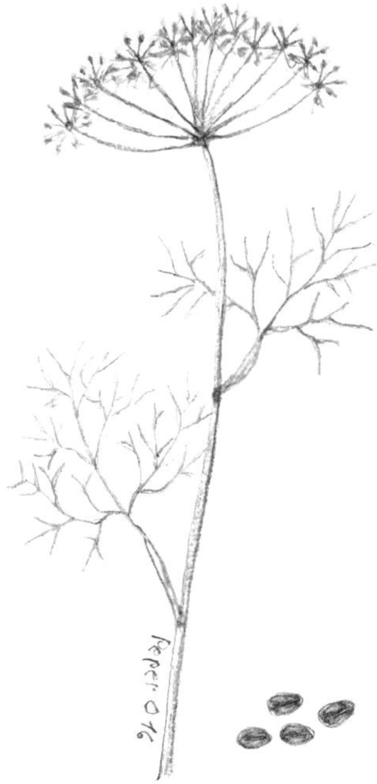

Dill

→ ***Bekannte Inhaltsstoffe:***
Ätherisches und Fettes Öl.

Anwendung und Dosierung

Teezubereitung: 1 TL der zerstoßenen Samen mit ¼ Liter kochendem Wasser überbrühen. 3 – 5 Minuten ziehen lassen und abseihen.

⊙ ***Handel:*** In der Apotheke die Dillsamen unter der Bezeichnung Fructus Anethi. Das Kraut als Dillspitzen unter der Bezeichnung: Herba Anethi. Anmerkung, die Dillspitzen sind auch im Gewürzhandel erhältlich.

Ei (Hühnerei)

bei Heiserkeit und Schluckbeschwerden, gegen Pickel, Geschwüre, Erbrechen und anderen Beschwerden

NL: Ei, Kippenei

Ein mit Zucker verdicktes und verquirltes Ei wirkt gut bei **Heiserkeit** und hilft nach Auskunft von Oma Minchen auch bei **Schluckbeschwerden.** Insbesondere dann, wenn man sich durch zu heißes Essen oder zu heiße Getränke die **Speiseröhre verbrannt** hat.

Von meiner Tante hörte ich von einer Anwendung mit Hühnereiweiß bei einem **Geschwür in der Brust**, womit womöglich ein **Furunkel** oder ein **Karbunkel** gemeint war. Sie habe diese Behandlung auf Anraten meiner Großmutter früher einmal an sich selbst durchgeführt und das Eiweiß zuerst mit einer Gabel geschlagen und dann auf einen Lappen gestrichen, um diesen auf die betroffene Stelle zu legen. Dieses Pflaster zog das Geschwür alsbald heraus, sodass der Eiter abfließen konnte und die Stelle anschließend rasch abzuheilen begann. Ein älterer Patient erzählte mir, das man bei einem **Dekubitus** (Wundliegegeschwür) diese mit Hühnereiweiß einpinseln könne um so eine Heilwirkung zu erzielen. Die Eihaut könne man zur Behandlung auf einem **geschwollenen Finger** auflegen. Ein Mann, aus dem im südlichen Ostfriesland gelegenen Flachsmeer, erinnerte sich noch, dass seine Großmutter die Haut des Hühnereis auf **Pickel, Geschwüre** und „Bloetfinnen", also auf **Furunkel** und **Karbunkel**, auflegte und dort eintrocknen ließ. Die Pickel, Geschwüre, Furunkel oder Karbunkel öffneten sich auf diese Weise, und der **Eiter konnte abfließen**. Dieselbe Wirkung bestätigte mir auch Oma Minchen, die mit dieser Anwendung ebenfalls sehr gute Erfahrungen gemacht hat.
Der alte ostfriesische Heilpraktiker Willem Scharrel gab bei **Halsbeschwerden** den Rat, ein rohes Ei so lange in Essig einzulegen, bis sich die Eierschale aufgelöst hat und die so entstandene Flüssigkeit zu trinken.
Eine ältere Frau aus Leer erzählte mir bei einem ihrer Besuche in meiner Praxis, dass sie im Jahre 1951 an einer Lungenentzündung erkrankt sei und danach noch eine **Rippenfellentzündung** bekam, die einfach nicht ausheilen wollte. Ihre Großmutter habe ihr damals den Rat gegeben, 3-mal täglich je einen TL getrocknete, pulverisierte Eierschalen einzunehmen, wodurch sie bald gesundete.

→ ***Bekannte Inhaltsstoffe:*** Hühnereiweiß enthält, wie heute bekannt ist, das Enzym Lysozym, das antibiotisch wirkt.

Anwendung und Dosierung

Siehe betreffende Textstellen.

⊙ ***Handel:*** Im Lebensmittelhandel. Bioware sollte bevorzugt werden.

Erdnussöl

gegen rissige Finger, Zehen und Fußsohlen und anderen Beschwerden

Botanische Bezeichnung: Arachis hypogaea
Ostfriesischer Volksname: Jödennötenölje
NL: Pindaolie

Bei **rissigen Fingern** hilft ein Fingerbad in einem kleinen Schüsselchen mit kaltgepresstem Erdnussöl. Anschließend werden die Finger mit einem Tuch trocken getupft. Auch **rissige Zehen und Fußsohlen mit verdickter Hornhaut,** können durch regelmäßiges Einreiben mit Erdnussöl sehr gut behandelt werden.
Den Bezug zur rissigen Haut kann man, nach der alten Signaturenlehre, an der rissigen Oberfläche der Erdnuss und den Bezug zu den Fingern an der Ähnlichkeit der Erdnuss mit den beiden letzten Gliedern der Finger erkennen. Wenn man mehrere Erdnüsse hintereinanderlegt, so erhält man das Bild einer knotigen Krampfader.
Bei **knotigen Krampfadern** können, wie ich von einer Kollegin aus dem benachbarten Ammerland gehört habe, mit Erdnussöl besonders gute Behandlungsergebnisse erzielt werden. Der alte heilkundige, ostfriesische Imker Johann Hinderks berichtete mir von der guten Wirkung, die das Öl auch bei **Schwangerschaftsstreifen** habe, wenn diese regelmäßig damit eingerieben werden. Seiner Auskunft nach sprechen auch sogenannte **Besenreiser** der Haut sehr gut auf eine Behandlung mit Erdnussöl an. Insgesamt lassen sich mit dem Öl also recht gute Behandlungserfolge erzielen, von denen sich auch skeptische Patienten gern überzeugen lassen.

→ ***Bekannte Inhaltsstoffe:*** Kaltgepresstes Erdnussöl enthält Glyceride verschiedener Fettsäuren und Schwefel.

Anwendung und Dosierung

Siehe betreffende Textstellen.

⊙ ***Handel:*** In der Apotheke erhält man Erdnussöl als „Oleum Arachidis". Kaltgepresstes Erdnussöl wird jedoch auch in Reformhäusern oder Bioläden angeboten.

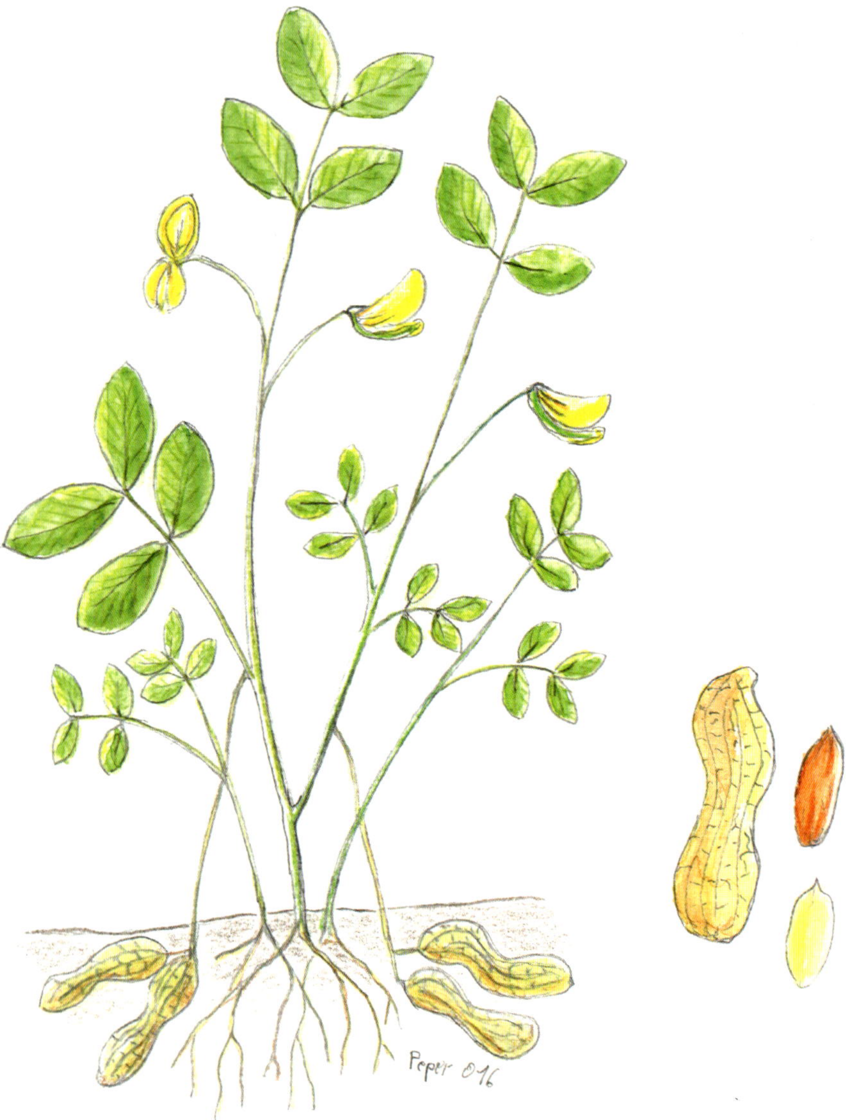

Erdnuss

Essig

bei Nasenbluten, Schluckauf, Fieber, Insektenstiche, Krätze, Nagelpilz und anderen Beschwerden

Pharmakologische Bezeichnung: Acidum aceticum
Ostfriesischer Volksname: Etelk
NL: Azijn

Essig ist ein vielseitiges Hausmittel. Es ist ein wirksames **Desinfektionsmittel** und wird in Ostfriesland bis heute zu verschiedenen Heilzwecken eingesetzt. **Ohnmächtige** ließ man früher an Essig riechen, um sie aufzuwecken. Auch gegen **Fieber, Schluckauf, Nasenbluten, Insektenstiche, Krätze** und **Nagelpilz** galt Essig als nützliches Mittel. Als Einreibung ist Essig ein nützliches Mittel zur **Linderung bei Beschwerden einer diabetischen Polyneuropathie**. Diese und weitere Einsatzmöglichkeiten von Essig werden im Abschnitt „Anwendungen" näher beschrieben.

Anwendungen

Essig gegen Nasenbluten: Gegen Nasenbluten hilft ein mit Essig befeuchteter Lappen, der unter die Nase gehalten wird. Wer häufig an Nasenbluten leidet, sollte zusätzlich täglich eine Tasse Schafgarbentee trinken.

Essig mit Zucker gegen Schluckauf: Lästiger Schluckauf verschwindet meistens in Sekundenschnelle, wenn man 3-5 Tropfen Essig auf einen TL Zucker oder ein Stück Würfelzucker gibt und einnimmt.

Essigstrumpf gegen Fieber: Ein Paar Wollstrümpfe werden in 1:5 mit Wasser verdünnten Essig getaucht, ausgewrungen und anschließend dem Patienten angezogen, der zuvor in eine Wolldecke gewickelt wurde. Eine halbe Stunde später zieht man die Essigstrümpfe wieder aus. Die Anwendung kann bis zu 3-mal täglich durchgeführt werden.

Essig-Einreibung gegen Insektenstiche: Eine Einreibung mit Essig ist nach Oma Minchen ein wirksames Mittel zur Vorbeugung und Behandlung von Insektenstichen. Ihr Rat hat sich immer wieder als nützlich erwiesen.

Essig-Einreibung bei Krätze: Die Einreibung brennt zwar anfänglich, ist bei Krätze jedoch bedeutend wirksamer als chemische Mittel. Bei Krätzebefall sollten auch sämtliche Sitzgelegenheiten und Teppiche mit Essig abgerieben oder eingesprüht werden. Kleidungsstücke sowie Handtücher, Bettwäsche etc. müssen gewaschen werden. Die Wäsche sollte vor dem Waschen mit Essig eingesprüht werden und etwa eine Stunde einwirken muss. Nach einigen Tagen ist der Spuk auf diese Weise vorbei.

Essigessenz gegen Nagelpilz: Wie mir eine alte Frau aus Collinghorst erzählte, hilft bei Nagelpilzbefall eine Essigessenz, die 1-2-mal täglich mit einem Tuschkastenpinsel auf den befallenen Nagel aufgetragen wird. Es ist wichtig, dass nichts auf die Haut gelangt (eventuell mit einem nassen Tuch abwischen). Die Behandlung sollte über einen Zeitraum von einem Jahr durchgeführt werden. Zusätzlich empfiehlt sich die Einnahme des Schüssler-Salzes Nr. 1 Calcium fluoratum in einer D12 (DS: 3-mal täglich je 1 Tablette langsam im Munde zergehen lassen).

Essig zur Linderung von Nervenschmerzen und Rheuma in Armen und Beinen: Eine deutliche Linderung der Beschwerden lässt sich mit Einreibungen und Umschlägen von Essig erreichen. Nach einer Weile (wenn die Haut empfindlicher wird) sollte man diese Anwendung für drei Tage unterbrechen und die Arme oder Beine in dieser Zeit nur mit kaltem Wasser abspülen. Zum Schutz vor Austrocknung, sollte man die Haut zwischen den Anwendungen mit Erdnussöl oder Ringelblumensalbe pflegen.

Essig zur Linderung von Beschwerden einer diabetischen Neuropathie: Die Füße kurz mit kaltem Wasser abspülen und danach mit Essig einreiben. Diese Anwendung sollte nach einer Weile (wenn die Haut empfindlicher wird) sollte man diese Anwendung für drei Tage unterbrechen und die Arme oder Beine in dieser Zeit nur mit kaltem Wasser abspülen. Um die Haut vor Austrocknung zu schützen, sollte sie zwischen den Anwendungen mit Erdnussöl oder Ringelblumensalbe gepflegt werden.

⊙ ***Handel:*** Im Lebensmittelhandel.

Essigsaure Tonerde

bei Zerrungen, Prellungen, Blutergüssen, Verstauchungen und anderen Beschwerden

Pharmakologische Bezeichnung: Liquor aluminii aceticum tartaricum
NL: Burowwater

Bei **Prellungen** und **Blutergüssen**, aber auch **Zerrungen, Verstauchungen** und **Verrenkungen** sorgt ein Umschlag mit essigsaurer Tonerde rasch für **Kühlung** und **lindert die Schmerzen**. Heute noch raten etliche ostfriesische Knochenbrecher zur Anwendung von essigsaurer Tonerde, die von ihnen selbst zur unterstützenden Behandlung bei Blutvergiftungen empfohlen wird. Für den Umschlag verrührt man einen EL essigsaurer Tonerde in einem Glas Wasser und befeuchtet mit dieser Verdünnung ein Stück Mull oder Watte, das auf die betroffenen Stellen aufgelegt wird. Dieser Umschlag soll, wie ich von Gerda Baumfalk hörte, auch bei **Schmerzen im Schienbein** sehr gut helfen, wobei man praktischerweise ein befeuchtetes Geschirrhandtuch verwendet. Von Renate Lücken, einer Bäuerin aus dem Südbrookmerland, erfuhr ich von einem alten Rezept zur Selbstherstellung von essigsaurer Tonerde, welches ich hier wiedergeben möchte:

Selbst gemachte Essigsaure Tonerde

2 EL Lehm, 10 EL Essig und ca. 2 EL Salz gut miteinander verrühren und danach durch einen Kaffeefilter abseihen. Die Flüssigkeit ist sofort gebrauchsfertig aber nicht zur Dauertherapie geeignet.

Gegen **Entzündungen im Mund- oder Rachenraum** ist essigsaure Tonerde, von der man einen TL in einem Glas Wasser verdünnt, ein gut wirkendes Gurgelmittel, das sowohl leicht desinfizierend als auch adstringierend (zusammenziehend) wirkt.

Anwendung und Dosierung

Siehe betreffende Textstellen.

⊙ ***Handel:*** Essigsaure Tonerde ist in Apotheken als „Liquor aluminii aceticum tartaricum" erhältlich.

Feigen

bei Blässe, Antriebsschwäche, Husten, Erkältung

Botanische Bezeichnung: Ficus carica
Ostfriesischer Volksname: Fiegen
NL: Fijgen

Die Feigen kamen durch den vielen Seehandel der Ostfriesen wohl schon relativ früh zu uns und wurden dadurch auch in der ostfriesischen Volksheilkunde verwendet. Man gebrauchte Feigen zur **Reifung von Geschwüren**, besonders des **Mundes.** Kinder, welche unter einer **Erkältung** litten und solche die durch **blasses Aussehen** auffielen, erhielten den Rat: „ji mutten düchtig Figen eten." Auch bei Erwachsenen ist es nach meinen Erfahrungen richtig, bei blassem Aussehen und **Antriebsschwäche** den Rat zu geben, Feigen zu essen. Gegen **schweren Husten** gebrauchte man eine Abkochung aus Feigen, Honig, Anis, Süßholz und braunem Kandiszucker (Bostklunntje).

→ ***Bekannte Inhaltsstoffe:*** Kalium, Kalzium, Phosphor, Eisen und Zink sowie Vitamin B 1.

Anwendung und Dosierung

Siehe betreffende Textstellen.

⊙ ***Handel:*** Über den Lebensmittelhandel. Besser ist allerdings der Biohandel.

Fenchel

bei Husten, Blähungen, Augenentzündungen

Botanische Bezeichnung: Foeniculum vulgaris
Ostfriesischer Volksname: Fenkel
NL: Venkel

Wenn die **Augen entzündet** waren, wurde ein Tuch in Fencheltee getränkt und auf die Augen aufgelegt. Fenchelsamen wurde bei uns in Ostfriesland auch gegen **Husten** gebraucht. Allgemein bekannt ist es heute noch, dass Fenchel ein Heilmittel gegen Husten und gegen **Blähungen** ist. Stillenden Müttern wurde Fencheltee empfohlen, um den **Milchfluss** anzuregen.

→ ***Bekannte Inhaltsstoffe:*** Ätherische Öle (6%), es besteht zu 50 bis 70% aus dem süßlich schmeckenden Trans-Anethol und dem nach Kampfer schmeckenden Fenchon.

Anwendung und Dosierung

Teezubereitung: 2-3 TL 5 Min. auf ¼ Liter kochendes Wasser ziehen lassen. Dann in den Tee nach dem Erkalten ein Tuch tauchen, auf das Auge legen und 20 Minuten einwirken lassen. Für die andern Anwendungen werden jeweils 3 Tassen am Tag getrunken.

⊙ ***Handel:*** Über die Apotheke unter der Bezeichnung: Fructus Foeniculi contusus.

Franzbranntwein

bei Verrenkungen, Verstauchungen und anderen Beschwerden

Ostfriesischer Volksname: Franzbrannwien
NL: Wrijwenalkohol, Campheralkohol

Noch heute wird von den ostfriesischen Knochenbrechern häufig Franzbranntwein mit Fichtennadelöl zum Einreiben bei **Verrenkungen** und **Verstauchungen** empfohlen.
Der Oldenburger Arzt und volksmedizinische Forscher Jonas Goldschmidt schrieb 1854 über eine besondere Anwendung, bei der, insbesondere Kindern bei **Schnupfen**, damit der Schleim aus der Nase „sick weer losgifft", sich also wieder löst, sodass mit dem Fließen desselben die Krankheit veranlassende„Untüg of leepe Good" (schlechte Stoffe) entleert werden. Es werden zu diesem Zwecke mit warmen „Thran" (Lebertran) oder Franzbranntwein die Fußsohlen eingerieben und dann diese am Feuer erwärmt. Dieses Mittel gilt auch als sehr wirksam beim **Husten von kleinen Kindern**. Einzelne ältere Patienten berichteten mir auch von einer Anwendung, die als Einreibung bei **Gürtelrose**, sehr gut wirkt.

Anwendung und Dosierung

Siehe betreffende Textstellen.

⊙ ***Handel:*** Über die Apotheke unter der Bezeichnung: Caelo Fichtennadelfranzbranntwein.

Geranie (Fensterbankgeranie)

bei Ohrenentzündungen, Kopfschmerzen unter Mitbeteiligung des Ohrs und anderen Beschwerden

Botanische Bezeichnung: Pelargonium x Grandiflorum
Ostfriesischer Volksname: Geranie
NL: Geranium

Gemeint ist hier die alte Bauerngeranie, die heute noch die Fensterbänke vieler ostfriesischer Bauernhäuser ziert und gelegentlich auch als Ableger weiter gereicht wird. Immer wieder erzählten mir Zuhörerinnen auf meinen Vorträgen vor den ostfriesischen Landfrauenvereinen, dass die Geranie früher auch als Heilmittel eingesetzt wurde. Anfangs nahm ich diesen Hinweis noch nicht ernst, begann aber hellhörig zu werden, nachdem ich dieselben Angaben weit über 150-mal in verschiedenen Gegenden Ostfrieslands gehört hatte. Die meist alten Bäuerinnen erzählten übereinstimmend, dass ein leicht zerquetschtes und dann aufgerolltes ins Ohr gestecktes Geranienblatt ausgezeichnet bei **Mittelohrentzündungen** und **Zahnschmerzen** hilft. Im angrenzenden Ammerland kannte man die Anwendung offenbar ebenfalls, denn eine alte Bäuerin erzählte mir dort, dass ein aufgerolltes ins Ohr gestecktes Geranienblatt bei **Kopfschmerzen mit Beteiligung der Ohren** eine sehr gute Wirkung habe. Die ostfriesische Knochenbrecherin Dorthe Aden fügte noch hinzu, dass die Anwendung auch bei **Ohrgeräuschen** hilft. Es ist anzunehmen, dass die alte Signaturenlehre zur Entdeckung dieses Mittels geführt hat, denn Geranienblätter der Geranie weisen eine bräunliche Blattzeichnung auf, deren Form an ein menschliches Ohr erinnert. Bezüglich der Wirksamkeit der Anwendung bei Zahnschmerzen, möchte ich noch anmerken, dass dies nur bei Schmerzen der Zähne im Unterkiefer gilt, die über den Nervus mandibularis (den Unterkiefernerv) zum Ohr ausstrahlen. Derartige Schmerzen lassen sich durch die beschriebene Anwendung tatsächlich bessern, allerdings sollten nur frische Geranienblätter verwendet werden, da sie getrocknet oder in Alkohol ihre Wirkung verlieren.

Tierheilkunde: Auf einem Vortrag im Südbrookmerland erzählte man mir, dass der Saft von Geranienblättern bei Haustieren ein wirksames Mittel zur Vorbeugung gegen Zecken sei, wenn man das Fell der Tiere damit einreibt.

→ ***Bekannte Inhaltsstoffe:*** Für die Wirkung sind vermutlich die in Geranienblättern enthaltenen ätherischen Öle und Duftstoffe verantwortlich.

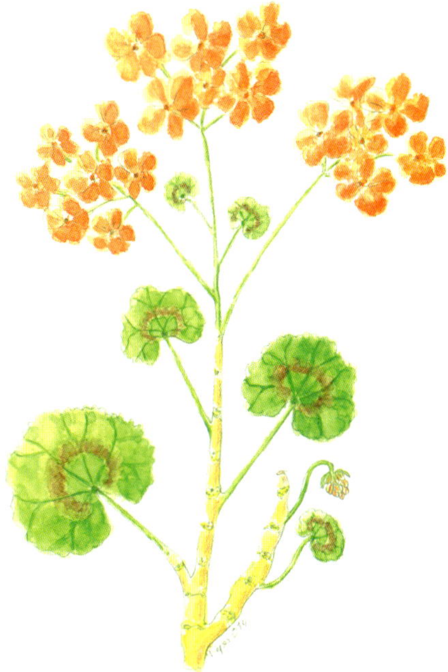

Geranie

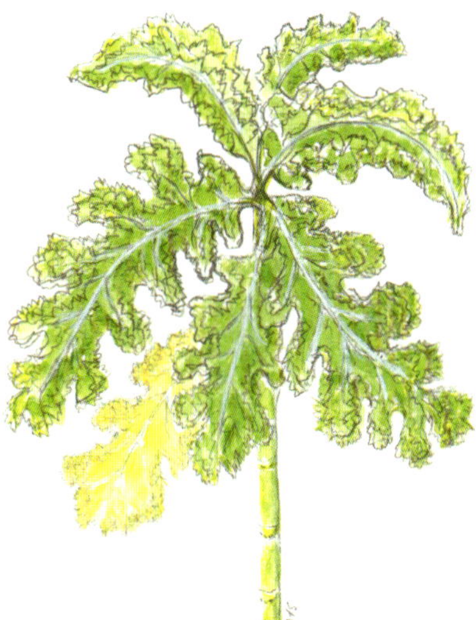

Grünkohl

Anwendung und Dosierung

Siehe betreffende Textstellen.

⊙ *Handel:* Bauerngeranien sind nur als lebende Pflanzen in einzelnen Gärtnereien erhältlich.

Gewürznelke

bei Zahnschmerzen, Nasennebenhöhlenentzündungen und anderen Beschwerden

Botanische Bezeichnung: Syzygium aromaticum
Ostfriesische Volksnamen: Nagelekes, Trippelfooten
NL: Kruidnagel

Durch den Seehandel gelangte die Gewürznelke ebenfalls schon recht früh nach Ostfriesland. Bei **Zahnschmerzen** wurde sie als Heilmittel eingesetzt, wozu man sie einfach kaute und zwischendurch in die Backentasche schob. Das in Gewürznelken enthaltene ätherische Öl „Eugenol" wirkt nicht nur **entzündungshemmend**, sondern darüber hinaus außerordentlich **schmerzstillend**. In Notfällen kann man sich mit einer Gewürznelke also recht gut behelfen, sollte aber dennoch möglichst bald einen Zahnarzt aufsuchen.

Bei einer **Nasennebenhöhlenentzündung**, bei der die Beschwerden von den Zähnen ausgehen, wirkt eine zubereitete Abkochung aus Gewürznelken sehr gut, die nach dem Abkühlen auch als Mundspülung verwendet werden kann. Die abgekühlte Abkochung ist als Einreibung auch zur **Linderung von Beschwerden einer diabetischen Polyneuropathie** und bei **rheumatischen Schmerzen** zu empfehlen. In der Apotheke gibt es eine entsprechende Salbe, die neben dem Eugenol aus der Gewürznelke auch Kampfer, Menthol und Minze enthält.

→ ***Bekannte Inhaltsstoffe:*** Das ätherische Öl Eugenol (15-22 %) und Gerbstoffe (8-14 %).

Anwendung und Dosierung

Teezubereitung: 1 EL Gewürznelken mit ¼ Liter kaltem Wasser zum Sieden erhitzen, 10 Min kochen und dann abseihen. Nach dem Abkühlen als Mundspülung oder zum Einreiben verwenden.

⊙ ***Handel:*** In der Apotheke sind Gewürznelken als „Flores Caryophylli" erhältlich sowie eine Salbe mit dem Namen „Balsamka Balsam". Gewürznelken gibt es auch im Gewürz- und freien Kräuterhandel.

Grünkohl

bei schmerzhaften Entzündungen, eitrigen Geschwüren und anderen Beschwerden

Botanische Bezeichnung: Brassica oleracea
Ostfriesische Volksnamen: Groenkohl, Brunkohl
NL: Boerenkool, Maus (Groningen)

Bei Jan van Dieken heißt es, dass man bei **Entzündungen der Augen** wie beispielsweise einer **Augenbindehautentzündung** früher eine Auflage aus einem blanchierten Grünkohlblatt anbrachte. Diese Auflage scheint jedoch überhaupt sehr wirksam gegen Entzündungen zu sein, denn eine Frau aus dem ostfriesischen Bennigafehn erzählte mir, dass sie früher eine steinalte Frau gekannt hat, die bei **entzündeten Beinen, Füßen oder Knöcheln** stets zu einem Wickel aus Grünkohlblättern geraten hat. Diesen Tipp gab ich einer Patientin weiter, die wegen einer äußerst **schmerzhaften Entzündung** im Bereich des Waden- und Schienbeins in meine Praxis kam. Tatsächlich zeigte die Anwendung eine gute Wirkung bei ihr. Beim nächsten Besuch erzählte sie, dass die Schmerzen dadurch bald nachgelassen haben und die Entzündung abgeklungen sei. Eine ältere Frau aus Leer erzählte mir, dass sie in ihrer Kindheit viel barfuß gelaufen sei und sich dabei häufig kleinere Verletzungen zugezogen habe, die sich gelegentlich auch entzündeten. Diese **entzündeten Verletzungen** habe ihre Mutter mit einem gelblich gewordenen Grünkohlblatt behandelt, das um den betroffenen Fuß gewickelt und mit einem Verband befestigt wurde. Eine ältere Patientin aus dem südlichen Ostfriesland berichtete, dass auch **Furunkel** im Nacken

früher mit überbrühten beziehungsweise blanchierten Grünkohlblättern als Auflage behandelt wurden. Dies bestätigte eine ältere Frau aus Neermoor bei Leer, die diese Anwendung von früher noch zur Behandlung von **eitrigen Geschwüren** kannte. Sie betonte, dass es darauf ankäme, die Blätter so heiß wie gerade noch erträglich aufzulegen. Eine Patientin, die an einer äußerst schmerzhaften **Brustentzündung** litt, versuchte diese Anwendung ebenfalls und berichtete mir später, dass die Auflage sehr gut geholfen habe und vor allem die Schmerzen und die große Hitze aus der Brust herausgezogen hätten. Aus dem großen Wissensschatz ihres Großvaters trug die Knochenbrecherin Dorthe Aden aus Wiesmoor noch bei, dass dieser die Auflage aus Grünkohlblättern bei **eitrigen Stirnhöhlenentzündungen** ebenfalls mit gutem Erfolg einsetzte.
In den benachbarten Niederlanden wurde eine Auflage aus Grünkohlblättern bei **Entzündungen** und **Vereiterungen,** sowie bei **Prellungen, Quetschungen** und **Druckstellen** eingesetzt. Allerdings pflegte man die Blätter dort nicht zu blanchieren, sondern frisch aufzulegen, wobei man darauf achtete, die Mittelrispe nicht zu entfernen.

→ ***Bekannte Inhaltsstoffe:*** 100 g Grünkohl enthalten 230 mg Kalzium, 436 mg Kalium, 34 mg Magnesium, 140 mg Vitamin C, 2,7 mg Eisen, 833 µg Vitamin A sowie die Vitamine B1, B2, Niacin und Spuren von Kupfer.

Anwendung und Dosierung

Siehe betreffende Textstellen.

⊙ ***Handel:*** Im Lebensmittel- und Gemüsehandel. Bioware bevorzugen!

Gurke

bei Akne, geröteten und geschwollenen Augen, geschwollenen Beinen

Botanische Bezeichnung: Cucumis sativus
Ostfriesische Volksnamen: Gurk, Augurken, Kumkummer
NL: Komkommer

Nach alter, ostfriesischer Heiltradition hat die Gurke drei verschiedene Einflüsse auf den menschlichen Organismus. Sie wirkt **haut-**

reinigend, harntreibend und zugleich **stuhlregulierend**. Jan van Dieken berichtet, dass der Saft der Gurke früher als Schönheitsmittel galt und zur Reinigung der Haut verwendet wurde. Mit den auf ihrer Schale deutlich erkennbaren Pickeln trägt die Gurke eine recht auffällige Signatur, aus der unsere Vorfahren bereits schlossen, dass sie ein wirksames Mittel bei **Akne** ist. Sie kann dazu sowohl innerlich eingenommen als auch äußerlich in Form einer Maske aufgetragen werden (s. „Anwendung"). Auf diese Weise hilft sie recht gut gegen **Hautunreinheiten** und **Pickel**. **Gerötete und geschwollene Augen** kann man mit einer Auflage aus Gurkenscheiben behandeln. Zur **Entwässerung geschwollener Beine** gebrauchte man früher einen Tee, den man aus frischen oder getrockneten Gurkenstängeln zubereitete. Der frisch gepresste Saft einer Gurke erfüllt denselben Zweck, da dieser ebenso wie der Gurkenstängeltee sowohl harntreibend wirkt, als auch die im Harn gelöste **Harnsäure** ausleiten hilft.

→ ***Bekannte Inhaltsstoffe:*** Wasser, Kalium (141 mg), sowie Natrium (8 mg), Kalzium (15 mg) und geringe Mengen an Vitaminen. Insgesamt zeichnen sich Gurken durch einen hohen Basenüberschuss aus.

Anwendung und Dosierung

Teezubereitung: 2-3 TL Gurkenstängel mit ¼ Liter kochendem Wasser übergießen, 10 Minuten ziehen lassen und abseihen. Von diesem Tee sollte man 2-3-mal täglich 1 Tasse trinken.

Dosierung des Safts: 3-mal täglich 1-2 Schnapsgläser.

Frische Gurkenscheiben: Als Auflage gegen gerötete und geschwollene Augen.

Gurkenscheiben oder Gurkensaft bei Hautunreinheiten: Gurkenscheiben oder Gurkensaft lassen sich sehr gut bei Hautunreinheiten und Akne einsetzen. Hierzu schneidet man frische Gurken in Scheiben, die man auf das Gesicht legt und dort 15-20 Minuten einwirken lässt, bevor sie abgenommen und entsorgt werden. Die Wirkung lässt sich noch verbessern, wenn man zusätzlich etwa 5 frische Gurkenscheiben mit der Hand leicht ausdrückt. Den austretenden Saft muss man mit etwas Milch vermischen und danach mit kreisenden Bewegungen auf die Haut auftragen. Eine Gurkenauflage hilft übrigens am besten zur Reinigung verstopfter Talgdrüsen mit einem weißlichen

Talgsekret, während Pickel mit einem gelblichen, eitrigen Sekret auf diese Behandlung weniger gut ansprechen.

Gesichtsmaske zur Behandlung von Akne: Besonders bei Akne empfiehlt sich eine Gesichtsmaske, für die eine pürierte Gurke mit Quark vermischt wird.

⊙ ***Handel:*** Gurkenstängel sind nicht im Handel erhältlich, während frische Gurken überall im Lebensmittelhandel zu bekommen sind. Bioware sollte bevorzugt werden.

Hafer

für Haut, Haare, Fingernägel, den Magen, die Nerven und bei Sodbrennen

Botanische Bezeichnung: Avena sativa
Ostfriesischer Volksname: Haover
NL: Haver

Ein mit Milch zubereiteter Haferbrei ist bei einer **Magenschleimhautentzündung** und bei **Blähungen** hilfreich. Bei **innerer Unruhe** und zur besseren **Stressbewältigung** hilft Hafer ebenfalls sehr gut. Hierzu empfehle ich vor allem meinen **nervenstärkenden** Hafer-Spezialteller.

Rezept nervenstärkender Spezial-Haferteller:

Einen Teller Haferflocken mit heißer Milch übergießen und 3 Minuten quellen lassen. Anschließend 1-2 TL Bienenpollen aus dem Reformhaus drüber streuen und noch 1-2 TL Rapshonig unterrühren. *Guten Appetit!*

Auf einem Vortrag im ostfriesischen Südbrookmerland erzählte eine Zuhörerin, dass ein gut durchgekauter EL Haferflocken im Bedarfsfall ein gutes Mittel gegen **Sodbrennen** ist. Natürlich habe ich dies bei nächster Gelegenheit ausprobiert und kann versichern, dass diese Anwendung wirklich sehr gut hilft.
Hafer wirkt außerdem **schlaffördernd**, besonders wenn er als Tinktur eingenommen wird.

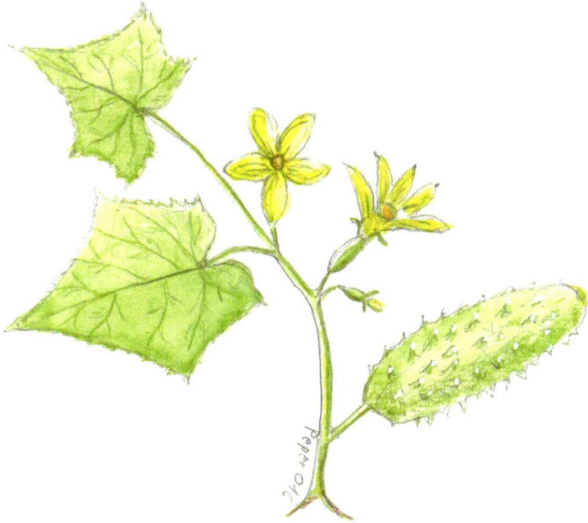

Gurke

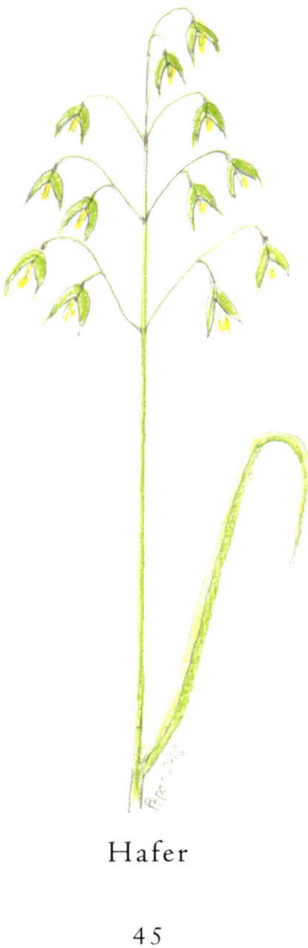

Hafer

Durch den hohen Gehalt an Kieselsäure ist Hafer ebenfalls bei einer **Bindegewebsschwäche** zu empfehlen. Auch bei **Nagel- und Haarwuchsproblemen** kann Hafer deshalb unterstützend hilfreich sein. Außerdem hat Hafer von allen Nahrungsmitteln den höchsten Gehalt an Zink, was besonders für die Haut und auch für Diabetiker von Bedeutung sein kann.

→ ***Bekannte Inhaltsstoffe:*** Von allen Heilpflanzen enthält Hafer den größten Anteil an Zink und an Kieselsäure. Außerdem sind Eisen, Phosphor, Kobalt, Mangan, Aluminium sowie Alkaloide und Vitamine der B-Gruppe enthalten.

Anwendung und Dosierung

Dosierung der Tinktur: 3-mal täglich 20 Tropfen in Wasser einnehmen. Vor dem Einschlafen können auch 40 Tropfen in Wasser eingenommen werden.

Dosierung der homöopathischen Urtinktur (Ø): 3-mal täglich 10 Tropfen in Wasser.

Weitere Anwendungen: Siehe betreffende Textstellen.

⊙ ***Handel:*** Hafer ist in der Apotheke als homöopathische Urtinktur namens „Avena Sativa Ø“ (Fa. DHU) erhältlich, wo man auch die apothekenpflichtige „Haferfrüchtetinktur KbA“ (Fa. Kräuter Schulte) bekommen kann. Hafer selbst, gibt es im gewöhnlichen Lebensmittelhandel. Bioware sollte bevorzugt werden.

Hefe

gegen Akne, Furunkel, Karbunkel

Ostfriesische Volksnamen: Gerst, Gist
NL: Gist

Hefe war früher nicht überall und immer zu bekommen. In einem Bericht von der ostfriesischen Insel Langeoog wird dies erwähnt. Nur, wenn das kleine Fährschiff Hefe brachte, konnte Brot und Kuchen gebacken werden. Das war damals ein großes Ereignis auf der Insel. Mit dem Hissen einer Flagge wurde es verkündet (H. Richard Ahlrichs). Ansonsten stand nur Sauerteig zur Verfügung.

Hefe wurde früher in Ostfriesland gegen Bloetfinnen eingenommen. Hiermit sind **Furunkel** und **Karbunkel** gemeint. Diese Angabe stammt von einem alten Ostfriesen, der im südlichen Ostfriesland in Großwolde lebt und den ich dort auf einem meiner Vorträge kennengelernt habe. Hefe wurde auch innerlich gegen **Akne** eingesetzt. Das wurde mir inzwischen wiederholt berichtet. Anstatt der normalen Hefe kann man auch sehr gut Bierhefe als Flocken oder als Tabletten einsetzen. Von Jan van Dieken wird berichtet, dass man die Hefe früher auch bei Erkrankungen der Haustiere eingesetzt hat; hier z. B. bei der Verstopfung einer Kuh.

→ ***Bekannte Inhaltsstoffe:*** Kalium, Kalzium, Phosphor, Eisen, Magnesium, Zink und Magan.

Anwendung und Dosierung

Siehe betreffende Textstellen.

⦿ ***Handel:*** Im Lebensmittelhandel und auch in Bioläden, als Bierhefeflocken und als Bierhefetabletten im Reformhaus. Über Kräuter Schulte ist Hefe als Tablette unter der Bezeichnung: Medizinal-Hefe-Kautabletten erhältlich.

Hering (Salzhering)

Appetitanregend, gegen Heiserkeit
befreit von Schleim im Magen, bei Kater und bei Erkältung

Lateinische Bezeichnung: Harengus galega
Ostfriesische Volksname: Häring
NL: Haring

Der Heringsfang war früher an der ostfriesischen Küste sehr wichtig. Es gab besonders in Emden und auch in Leer eine ganze Flotte von Heringsloggern. Verschiedene Anzeichen verrieten dem erfahrenen Fischer das Vorhandensein einer großen Menge Heringe. Wo Möwen und Seeschwalben öfters niedertauchend in die See schießen, wo viele Heringsschuppen an den Seitenwänden der Schiffe kleben, wo eine milchartige Flüssigkeit sich auf dem Wasser zeigt, da werden sich gewiss in kurzer Zeit die Netze füllen. So beschrieb es Hermann Meier, Klassenlehrer zu Emden 1868 in seinem Buch „Ostfriesland Land und Volk". Der Oldenburger Arzt und volkmedizinischer Forscher Dr. Jonas Goldschmidt berichtete 1854 in seinem Buch, dass der Hering, wie auch der rohe Schinken, in der Volksmedizin als **appetitanregend** und **herzstärkend** in großem Rufe stehen würden. Auch anderes Gesalzene und Pikante wurde nebenbei erwähnt.

Annchen Sanders, eine ältere Ostfriesin aus dem ostfriesischen Rheiderland, erzählte mir auf einem meiner Vorträge in Stapelmoor bei Weener, dass sie früher als Kind in den 30er Jahren ein Vierteljahr unter einer hartnäckigen **Heiserkeit** gelitten habe. Eine alte Fischersfrau habe ihrer Mutter geraten, dass sie 3 Abende hintereinander jeweils einen Salzhering essen sollte. Dieser müsse aber so mit dem anhaftenden Schleim gegessen werden, ohne ihn vorher sauberzumachen, sonst würde er nicht helfen. Dadurch sei es dann endlich besser geworden und sie hätte wieder ganz normal sprechen können. Eine ältere Geschäftsfrau aus dem ostfriesischen Leer erzählte mir, dass ihre Großmutter, früher als die Heringsfischerei in der Hafenstadt Leer und in Emden noch ihre Blütezeit hatte, einen Salzhering bei einer **Halsentzündung** vorne um den Hals legte und mit einer getragenen Socke festband. Diese Anwendung hätte sich damals als sehr gut wirksam erwiesen. Sie erwähnte auch eine noch heute bei uns in Ostfriesland weithin bekannte Anwendung des Salzherings zur Vorbeugung und Behandlung von **Katerbeschwerden nach Alkoholgenuss**. Schuster schrieb noch mehr über den Hering. So wurde Heringsrogen bei **Erkältungsleiden** empfohlen. Bei Fieber legte man einen zerschnittenen Hering auf die Fußsohlen. Bei **Gicht im Fuß** (Podagra) auf die schmerzende Stelle.

Der ostfriesische Arzt J. C. Reil schrieb 1787 (Schuster) über den Hering als Nahrungsmittel und als Medizin ebenfalls sehr positiv. Der „Häring" ist ein zarter, weicher, fetter und leicht verdaulicher Fisch. Der gepökelte Hering ist wegen seines Salzes **schleimlösend** und **fördert die Bewegung des Magens und der Gedärme**, macht Appetit und **öffnet den Leib**. Er verbessert durch seinen Reiz ihre magenerschlaffende Kraft und sie mildern durch ihren blanden (an-

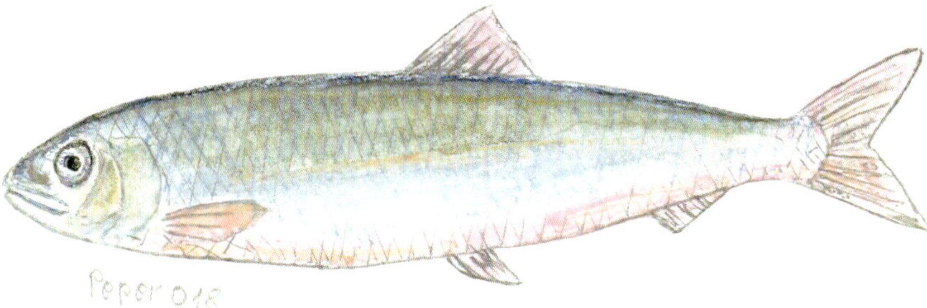

Hering

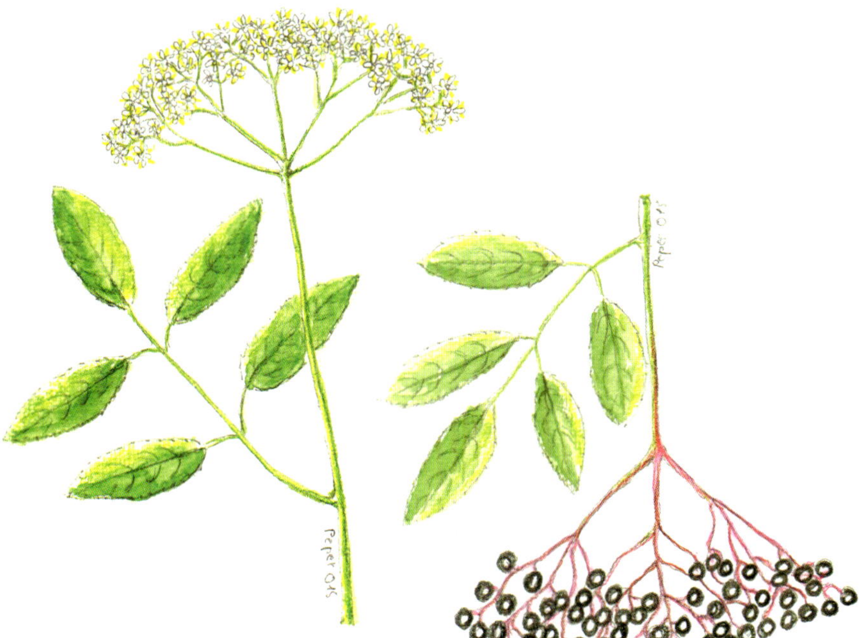

Holunder

genehmen) Schleim des Herings Schärfe. Nüchtern, mit Gräten eingenommen, **vertreibt er die Würmer**. „Schleimigte" Personen, die an Leibesverstopfungen, **Mangel des Appetits, Magenunreinigkeiten** und Würmern leiden, ist er eine arzneihafte Speise. „Hektischen" und „Schwindsüchtigen" macht er Hitze und Durst und Personen die Hautausschläge, offene Wunden und schwärende Eingeweide haben, „vermeret" er die Schärfe ihrer Säfte. Jährige (einjährige) „Häringe" sind scharf, ungesund und faulend. Die Bücklinge oder geräucherten Heringe sind weniger „nahrhaft", schwer verdaulich und verunreinigen das Blut (Reil 1787)
Reil bemerkt ebenfalls, dass ‚Bücklinge zur Wollust' antrieben, ebenso wie ‚Anschog' (Anschovis) und Sardellen, die jedoch Schärfe und mehr Reiz bereiten als die Bücklinge'.

→ ***Bekannte Inhaltsstoffe:*** Im Hering und Rogen Vitamin A, B-Gruppe auch B12, Vitamin C, E und K, Omega-3- Fettsäuren.

Anwendung und Dosierung

Siehe betreffende Textstellen.

⊙ ***Handel:*** Salzheringe sind in jedem Fischgeschäft erhältlich.

Heublumensack

bei Rheuma, Nerven- und Frauenschmerzen

Botanische Bezeichnung: Herba Graminis
Ostfriesischer Volksname: Heibloemensack
NL: Veldbloemenzak

Eine Auflage mit einem Heublumensäckchen eignet sich hervorragend bei chronischen und akuten **Schmerzen. Koliken von Magen, Darm, Blase, Niere und Galle** sprechen auf die Behandlung ebenso gut an wie **Rheuma- und Nervenschmerzen** oder auch **Schmerzen aufgrund von Frauenleiden.** Auf einem Vortrag in Aurich-Middels erzählte mir eine ältere Frau das man das Kochwasser vom Heublumensack als Fußbad bei **Durchblutungsstörungen der Füße** verwenden könnte.

→ ***Bekannte Inhaltsstoffe:*** Vorwiegend ätherische Öle und Cumarin.

Anwendung

Die Anwendung eines Heublumensacks ist zwar einfach, dennoch gibt es aber einige Dinge zu beachten: Zunächst wird in der Größe der zu behandelnden Stelle ein Sack aus grobem Leinen genäht und 5- 8 cm dick mit Heublumen gefüllt. Dann wird der Sack zugebunden oder zugenäht.

Dann füllt man einen Einmachtopf (Weckapparat), in dem man zuvor mithilfe von 3 oder 4 Steinen einen erhöhten Rost angebracht hat, mit so viel Wasser, dass der Rost die Wasseroberfläche auch beim Kochen noch überragt. Wenn das Wasser kocht, wird der Heublumensack auf den Rost gelegt und bei geschlossenem Deckel etwa 5-10 Minuten über dem Wasserdampf erhitzt (wer keinen Weckapparat besitzt, kann sich mit einem großen Kochtopf behelfen). Der erhitzte Heublumensack wird anschließend in ein Tuch eingeschlagen und auf die zu behandelnde Stelle gelegt, wo er mit einem Wolltuch so umwickelt wird, dass er fest am Körper anliegt. Wichtig ist dabei, dass die Temperatur etwa 42° C beträgt. Der Sack sollte etwa 1-1 ½ Stunden auf dem Körper verbleiben, es sei denn, er ist bereits so weit abgekühlt, dass man keine Wärme mehr verspürt.

Vorsicht! Der Heublumensack gehört nicht in die Mikrowelle! Er könnte dort Feuer fangen oder sich später noch auf der Haut und im Bett entzünden!

⊙ ***Handel:*** In der Apotheke als „Flores Graminis“ und im freien Kräuterhandel als „Heublumen“ erhältlich. Tipp: Preiswerter ist das ebenfalls verwendbare Kaninchenheu aus der Tierhandlung.

Hirse

bei Gelenkbeschwerden, Ischias, für Haut, Haare und Nägel

Botanische Bezeichnung: Echte Hirse: Panicum miliaceum, Kolbenhirse: Setaria Italica P. Beuv. NL: Gierst

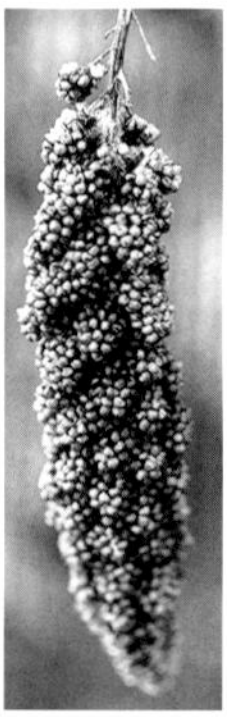

Hirse ist ein besonderes Nahrungsmittel, welches hierzulande wenig genutzt wird. Eine Patientin aus dem südlichen Ostfriesland berichtete mir von der bei ihr sehr erfolgreichen Anwendung mit gemahlener brauner Hirse bei **Gelenkbeschwerden.** Sie bekam diesen Tipp von Bekannten aus dem benachbarten Emsland. Die Patientin erklärte uns, dass man davon 3-mal täglich jeweils 1 EL in Joghurt oder in Wasser nehmen müsse. Sie nahm davon 3 Packungen bis die Beschwerden verschwanden. Gleichzeitig hätten sich bei ihr auch die schon länger bestehenden **Ischiasbeschwerden** gebessert. Hier habe sie aber auch gleichzeitig Johanniskrautöl eingenommen. Der Emsländer, der ihr das erzählte, habe das selber auch ausprobiert und sei dadurch ebenfalls seine Gelenkbeschwerden langsam losgeworden und wurde dadurch nach ihren Angaben wieder arbeitsfähig. In der allgemeinen Volksmedizin wird immer wieder gesagt, Hirse sei gut für **Haare, Nägel und die Haut** und heilsam bei Hauterkrankungen und auch nützlich bei Allergien. Der ostfriesische Verleger und Buchautor Theo Schuster aus Leer Ostfriesland, berichtete mir von einem Bekannten, der ihm erzählte, dass er seine recht schlimme **Schuppenflechte** durch die Einnahme von Braunhirsemehl geheilt habe. Er hatte ein Vierteljahr lang jeden Morgen 2 EL in Joghurt verrührt gegessen und nähme diese Mischung auch weiter ein. Hirse gilt auch als **blutbildend**, sowie **harn- und schweißtreibend.**

→ ***Bekannte Inhaltsstoffe:*** Kalium, Magnesium, Phosphor, Eisen und vor allem auch große Mengen an Silizium, also Silicea.

Anwendung und Dosierung

3-mal täglich jeweils 1 EL Hirsepulver in Joghurt oder in Wasser.

⊙ ***Handel:*** Im Reformhaus und im Bioladen als braune Hirse gemahlen.

Holunder

bei Erkältungen, Husten, Heiserkeit, Schnupfen, Nasennebenhöhlenentzündung und anderen Beschwerden

Botanische Bezeichnung: Sambucus nigra
Ostfriesische Volksnamen: Fleddern, Fledderstruke, Fleddernboom
NL: Vlier

Ein Tee aus den Holunderblüten wurde in Ostfriesland nach Jan van Dieken schon früher und bis heute noch bei **beginnenden Erkältungen**, nach **Einwirkung von Nässe** sowie bei **Husten, Heiserkeit** und **Katarrh** getrunken. Dieser Tee, den man möglichst heiß und mit Honig gesüßt einnimmt, wirkt besonders gut gegen **Entzündungen der Nasenschleimhaut und der Nasennebenhöhlen**. Wenn es doch zu einer **Erkältung** gekommen ist, sollte man zu Holundersaft greifen, der in diesem Fall allerdings auch heiß getrunken werden sollte. Von einer Bekannten erhielt ich folgendes Rezept zu einem heißen Erkältungstrunk, der ungewöhnlich schnell und zuverlässig wirkt:

Giselas Erkältungstrunk

½ Liter Holunderbeersaft mit 1 Stück Stangenzimt, 3-5 Gewürznelken, 1 Stückchen Ingwer, etwas Schale von einer ungespritzten Zitrone und 1 EL Honig in einem Topf zum Sieden bringen und kurz aufkochen lassen. Der Erkältungstrunk sollte möglichst heiß eingenommen werden.

Wie meine eigenen Forschungsarbeiten ergeben haben, hat Holundersaft auch eine sehr gute Wirkung bei peripheren **Durchblutungsstörungen**, die sich durch **kalte Hände und kalte Füße** bemerkbar machen. In solchen Fällen sollte man 2-3-mal täglich ein Glas trinken. Nach der alten Signaturenlehre kann man dies daran erkennen, dass die verzweigten Stängel in der Fruchtdolde rötlich wie kleine Äderchen aussehen.

Gegen **Durchfall** ist das Trinken einer Abkochung aus den getrockneten Beeren hilfreich, die in abgekühltem Zustand auch zum **Gurgeln bei einer Halsentzündung** benutzt werden kann. Holunderbeeren kann man übrigens bei circa 70° C im Heißluftbackofen auf Backpapier sehr gut selbst trocknen.

→ ***Bekannte Inhaltsstoffe:*** Die Blüten enthalten ätherische Öle, Flavonoide, Schleimstoffe sowie die auch in den Früchten vorhandenen schweißtreibenden Glykoside. Die Früchte enthalten außerdem den Farbstoff Anthocyan und Mineralien.

Anwendung und Dosierung

Teezubereitung der Blüten: 2-3 EL der Blüten mit ¼ Liter kochendem Wasser übergießen, 5-10 Minuten ziehen lassen und dann abseihen. 3-mal täglich 1 Tasse trinken.

Teezubereitung der Beeren: 3 gehäufte EL der getrockneten Beeren mit ½ Liter kaltem Wasser langsam zum Sieden erhitzen, etwa 10 Minuten köcheln lassen und dann abseihen. Nach dem Abkühlen nehmen Erwachsene davon, bei Bedarf, mehrmals täglich ein volles Likörglas ein. Bei Kindern reicht je nach Alter 1 TL bis 1 EL aus.

⊙ ***Handel:*** Holunderblüten bekommt man in der Apotheke als „Flores Sambuci" und die getrockneten Früchte als „Fructus Sambuci". Im freien Kräuterhandel wird beides unter den deutschen Namen vertrieben.

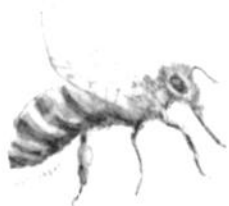

Honig

Ostfriesischer Volksname: Hönig, Wabenhönnig
NL: Honing

Auf einer meiner Vorträge vor einem ostfriesischen Landfrauenverein begegnete mir eine ältere Imkersfrau, welche mir erzählte, dass sie früher sehr schlimm unter **Heuschnupfen** gelitten hätte. Dann hat sie vor vielen Jahren angefangen im Frühjahr frischen Wabenhonig zu essen. Für nicht Eingeweihte: die ganze Wabe mit dem Honig und dem Wachs wird im Stück gegessen, der Honig wird nicht herausgeschleudert. Danach sei es erst noch viel schlimmer geworden und dann habe es langsam aufgehört. Im darauf folgenden Jahr sei es noch einmal kurz wieder aufgeflackert um nach dem erneuten

Einsatz von Wabenhonig ganz zu verschwinden. Auch über den Einsatz bei einer **Nasennebenhöhlenentzündung** gibt es wiederholte Berichte. Der geschleuderte Honig wurde ebenfalls als Heilmittel verwendet. So gibt es bei Jan van Dieken ein altes ostfriesisches Rezept: Weißkohl, als Blattauflage mit Eidotter, Honig und etwas Weizenmehl bei **Geschwüren**.

Immer wieder wurde mir auch von älteren Patienten über die Wirkung bei **trockenen aufgesprungenen Lippen** berichtet. Der Honig wird hierzu einfach drauf geschmiert. Ich habe hier mit Rapshonig die besseren Erfahrungen gemacht. Rapshonig wird auch von Allergikern in der Regel gut vertragen. Ein Berufsimker aus der ostfriesischen Krummhörn berichtete mir von seiner Erfahrung mit dem Honig von der Esskastanie. Er bezeichnete diesen als den Honig, mit den stärksten **antibiotisch wirksamen** und damit **entzündungshemmenden Eigenschaften**.

Der Bienenexperte Johann Hinderks erzählte mir von der Anwendung von Honig bei **Akne**. Hierzu müsse man Honig im lauwarmen Wasser auflösen und die Haut damit abwaschen.

In Stapelmoor im Rheiderland gab mir eine Frau ein Rezept zur Anwendung bei **Halsschmerzen**: 2 EL ÖL, 1 Eigelb, 1 EL Honig. Die Mischung wird schaumig gerührt und teelöffelweise in den Hals laufen lassen.

Im Hausmittelbuch der katholischen Frauen in Lehrte – Haselünne im Emsland 1989 – steht **Bienenhonig kräftigt das Herz**. Essen Sie morgens und abends je 1 EL Bienenhonig, das **stärkt Herz und Kreislauf.** Dies ist leicht verständlich, denn bei Wadenkrämpfe heißt es, je 1 TL Honig vor jeder Mahlzeit nehme man mehrere Tage lang. Außerdem wird dort über Honig gegen **Frühjahrsmüdigkeit** berichtet. Hierzu muss man 2 Eigelbe und 1 TL Honig verrühren und jeweils zu den Hauptmahlzeiten trinken. Ein zweites Rezept lautet 1 TL Bienenhonig und 1 EL Obstessig in einem Glas warmen Wasser auflösen und 2x täglich ein Glas einnehmen. Nach Schuster/Segschneider heißt es, einen **Hustensaft** bereitete man aus vorsichtig erwärmtem Honig, indem man 4 – 5 geschälte Zwiebeln legte (nur Bioschalotten verwenden), die sich im Honig auflösten. Am nächsten Tag konnte das sirupartige Getränk in ein Glas gefüllt und verwendet werden. Nach Schuster heißt es, Honig lässt **Wunden**

schneller heilen und zieht **Entzündungen** aus erkrankten Körperteilen. Nach dem Arzt und volksmedizinischen Forscher Dr. Jonas Goldschmidt 1854 verwendete man gegen Schwindsucht (Tbc) Honig besonders Jungfernhonig, das ist der schöne weiße Scheibenhonig rein oder mit Franzbranntwein eingenommen. Ebenfalls nach Goldschmidt heißt es, Sternanis mit Honig vermischt war ein gutes Mittel gegen **Husten.**

Achtung: Nach Angaben von Bienenexperten sollen Kinder unter 1 Jahr noch keinen Honig erhalten.

Anwendung und Dosierung

Siehe betreffende Textstellen.

⊙ ***Handel:*** Nur direkt beim Imker erhältlich, der Scheibenhonig aber nur saisonbedingt im Frühjahr.

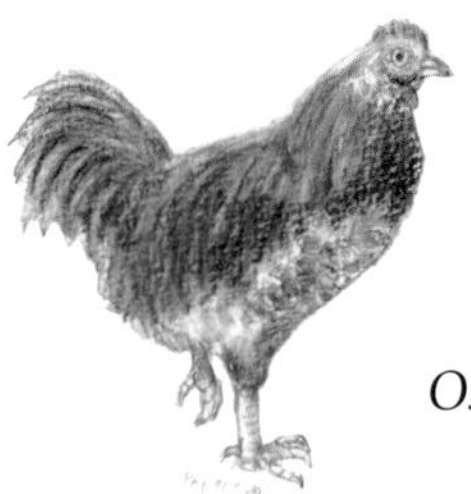

Hühnerbrühe

bei Erkältung, Grippe

Ostfriesischer Volksname: Höhnersopp
NL: Kippenbouillon

Schon früher wusste man, dass eine möglichst mit Reis zubereitete Hühnerbrühe geschwächten Kranken hilft, um wieder zu Kräften zu kommen. „Door sitt Kraft drin, dat helpt di weer op de Been", pflegten die Ostfriesen zu sagen, was so viel bedeutet wie: „Da steckt Kraft drin, das hilft dir wieder auf die Beine". Heute ist bekannt, dass die Hühnerbrühe ihre **abwehrsteigernde Wirkung** nicht zuletzt ihrem Gehalt an Zink zu verdanken hat, aber auch bei den Chinesen findet sich eine Erklärung für die deutlich spürbare abwehrsteigernde Wirkung der von unseren Omas so gelobten Suppe, die nach chinesischer Vorstellung als eindeutig „yangig", also als stärkend, zu bewerten ist. Oma Minchen bevorzugte zu diesem Zweck allerdings Rinderbrühe.

→ ***Bekannter Inhaltsstoff:*** In Hühnerbrühe ist reichlich Zink enthalten, welches das Immunsystem stärkt.

Ingwer

bei Übelkeit, Erbrechen und Reisekrankheit, zum Durchwärmen bei Erkältungen, Verbesserung der Durchblutung und anderen Beschwerden

Botanische Bezeichnung: Zingiber officinalis
Ostfriesische Volksnamen: Gengwer, Genver
NL: Gember

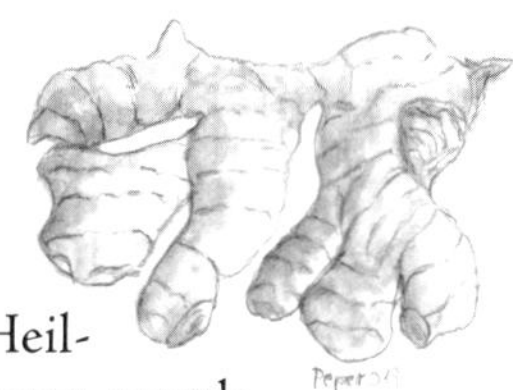

Wie viele andere Gewürze, gelangte auch der Ingwer durch den Seehandel der ostfriesischen Hafenstädte Emden und Norden bereits im frühen Mittelalter nach Ostfriesland, wo er als Heilmittel vor allem gegen **Seekrankheit** eingesetzt wurde.
Es ist daher nicht verwunderlich, dass er unter den alten Ostfriesen als wirksames Mittel gegen **Übelkeit** und **Brechreiz** bekannt ist, wie mir immer wieder von älteren Patienten berichtet wurde.
Im benachbarten Ammerland hörte ich, dass Ingwer dort als **durchwärmendes Mittel bei Erkältungen** und auch zur **Förderung der Durchblutung** eingesetzt wird. Eine ältere Patientin gab mir ein Rezept zu einem Ingwerkorn, das sie noch von ihrer Großmutter bekommen hatte. Der Ingwerkorn sei ein ausgezeichnetes Mittel zur **Steigerung der Abwehrkräfte** und eigne sich zur **Vorbeugung und Behandlung von grippalen Infekten und Erkältungen.**

Selbst gemachter Ingwer-Korn

Eine Flasche wird etwa 5 cm hoch mit klein geschnittener Ingwerwurzel gefüllt und mit einer Flasche Klarem (38 % Doppelkorn) übergossen. Die Mischung wird dann für zwei Wochen zum Ziehen beiseite gestellt und ist danach gebrauchsfertig. Von dem Korn nimmt man morgens und abends jeweils ein volles Schnapsglas ein.

Bei **Kopfschmerzen und Migräne** kann Ingwer ebenfalls helfen, besonders dann, wenn zugleich auch Übelkeit oder Kälte empfunden wird.

→ ***Bekannte Inhaltsstoffe:*** Ätherisches Öl wie Zingiberin, das scharf schmeckenden Gingerol und Shogaol.

Anwendung und Dosierung

Teezubereitung: ½ TL Ingwerwurzel mit ¼ Liter kochendem Wasser überbrühen, 5 Minuten ziehen lassen und abseihen. 3-4-mal täglich eine Tasse trinken.

⊙ ***Handel:*** In der Apotheke erhält man die Ingwerwurzel als „Rhizoma Zingiberis". Der freie Kräuterhandel bietet „Ingwerwurzel, geschält" an.

Kakao

stabilisiert das Nervensystem

Botanische Bezeichnung: Theobroma cacao
Ostfriesischer Volksname: Kakau
NL: Cacao

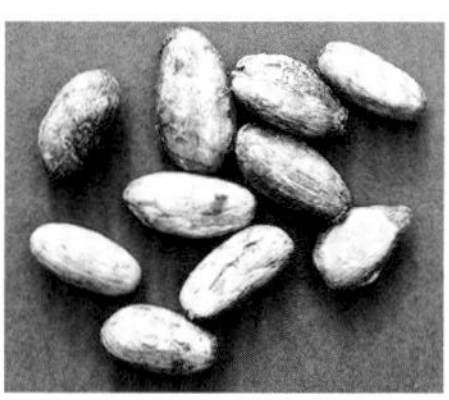

In einem unserer vielen Gespräche erzählte mir Oma Minchen, dass sie als siebzehnjähriges Mädchen einmal einen **Nervenzusammenbruch** erlitt. Damals, es war im Jahre 1929, praktizierte in Remels in der ostfriesischen Gemeinde Uplengen ein alter Arzt namens Dr. Lottmann, der ein guter Jagd- und Angelfreund ihres Vaters war und diesem den dringenden Rat gab, ihr jeden Morgen einen Becher Kakao zu trinken zu geben. Ihre Eltern befolgten den Rat und sie konnte sich daran erinnern, dass sie durch das morgendliche Trinken des Kakaos, allmählich **nervlich** immer stabiler und **ruhiger** geworden sei und das **Zittern** ebenfalls aufgehört habe. Man sollte den Kakao mit Honig süßen, da Honig gleichfalls **stärkend** wirkt. Rapshonig ist dazu besonders zu empfehlen, da er als allergenarm gilt.

Bei **Durchfall** nahm man, wie mir der alte ostfriesische Heilpraktiker Willem Scharrel erzählte, früher trockenen Kakao mit Zucker ein.

→ ***Bekannte Inhaltsstoffe:*** Kakaosamen enthalten außer Fett, Koffein und Theobromin auch Eisen, Kupfer, Magnesium, Mangan, Zink und Chrom. Außerdem konnte inzwischen die Aminosäure L-Tryptophan nachgewiesen werden, der Neurotransmitter Anandamid sowie das Enzym SOD, das die Zellen vor freien Radikalen schützt.

Anwendung

Siehe betreffende Textstellen.

⊙ ***Handel:*** Kakao ist im gewöhnlichen Lebensmittelhandel überall erhältlich. Bioware sollte jedoch eindeutig bevorzugt werden.

Kälberknochen

zum Aufpäppeln von Frühgeburten

Ostfriesischer Volksname: Kalverknoaken
NL: Kalfsbotten

Auf einem Vortrag im ostfriesischen Fehn und Schifffahrtsmuseum in Westrhauderfehn erzählte mir eine ältere Frau von der heilkräftigen Wirkung der Kälberknochen, in der Anwendung zum **Aufpäppeln von Frühgeburten**. Sie berichtete mir von einer Geschichte in ihrem Dorfe, die sich 1932 zugetragen hatte. Damals gab es eine Zwillingsfrühgeburt und nach alter ostfriesischer Methode, wurden die Winzlinge in eine Holzkiste, welche in diesem Falle mit Watte ausgepolstert war, gelegt. Nach anderen Berichten, wie auch aus dem ostfriesischen Uplengen in Bühren, wurde neben Watte auch Schafwolle und oft auch nur ein Karton angewandt. Der Behälter wurde hinten in der Ecke auf dem ostfriesischen Stangenherd oder auf die geöffnete Backofenklappe gestellt und die stets anwesende Oma bewachte nun sorgfältig, mit sensiblen Händen, die Temperatur und das Wohlergehen der kleinen Winzlinge. In diesem Falle wurden Kälberknochen ausgekocht und die Brühe wurde entfettet. Im Originalton, „dat Fett wur de afnohmen". Von dieser entfetteten Flüssigkeit wurde jeweils 1 TL unter die Milch gerührt. Dadurch, so der Bericht, nahmen die kleinen Winzlinge **schneller an Gewicht** zu und wurden **kräftiger** und auch **widerstandsfähiger**.

⊙ ***Handel:*** In jeder Landschlachterei erhältlich.

Kamille

bei Schnupfen und Erkältung sowie bei Magenschleimhautentzündung, zur Beruhigung

Botanische Bezeichnung: Matricaria chamomilla
Ostfriesische Volksnamen: Kammellen, Kammellenbloeme
NL: Echte Kamille

Kamillentee ist ein bekanntes Mittel bei **Schnupfen** und **Erkältungen**, kann aber auch bei **Entzündungen** wie zum Beispiel bei einer **Magenschleimhautentzündung** eingesetzt werden. Der Tee ist besonders auch zur **Beruhigung von Kindern** geeignet. Bei **nervösen Magenbeschwerden,** ist der Tee ebenfalls zu empfehlen, vor allem, wenn er zu gleichen Teilen mit Melissenblättern gemischt wird.

Die heilkundige Oma Sanders aus dem im ostfriesischen Rheiderland gelegenen Stapelmoor erzählte mir von einer hochwirksamen Anwendung, die bei **akutem Schnupfen** und **Nasennebenhöhlenentzündungen** überzeugend wirkt, weil sie so schnell und zuverlässig für Erleichterung sorgt, dass man nachts wieder durchschlafen kann:

Räucheranwendung mit Kamillenblüten

Auf einem mit etwas Sand gefüllten „Tesk" (Tonschale), wird ein Stück Räucherkohle angezündet. Nachdem sich ausreichend Glut gebildet hat, werden zerrebelte Kamillenblüten darüber gestreut und der aufsteigende Rauch durch die Nase eingeatmet.

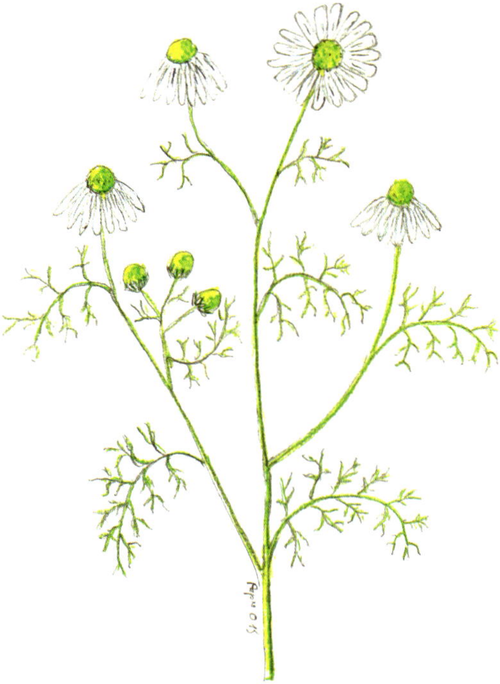

Kamille

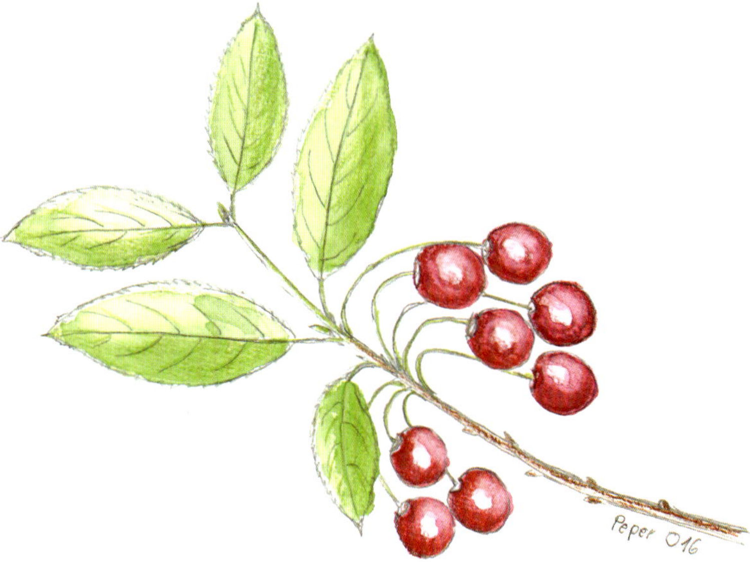

Kirsche

Früher verwendete man anstatt der Räucherkohle glühende Torf- oder Holzstücke. Selbstverständlich kann man auch den Dampf des Tees inhalieren oder das allseits bekannte Kamillendampfbad durchführen. Die Wirkung ist jedoch deutlich schwächer.

Sehr wirksam ist die Anwendung mit Kamille bei einer **Mittelohrentzündung**, von der mir ein alter Ostfriese aus Ostrhauderfehn erzählte. Dazu wurden Kamillenblüten in ein Säckchen gefüllt (heute vereinfacht ein Teebeutel die Anwendung), das auf die Öffnung eines Wasserkessels mit kochendem Wasser gelegt wurde, die man dann mit dem Deckel verschloss. Der durch den aufsteigenden Dampf erhitzte Kamillenbeutel wurde dann vom Kessel genommen und auf das betroffene Ohr gelegt, wo er mit einem Handtuch fixiert wurde. Heute macht ein Stirnband das Fixieren bedeutend leichter.

→ ***Bekannte Inhaltsstoffe:*** Ätherische Öle (0,4 ml pro 100g), Chamazulen und L-Bisabolol, das eine blaue Farbe hat. Flavonglykoside und Cumarine zählen gleichfalls zu den wichtigen Wirkstoffen der Kamille.

Anwendung und Dosierung

Teezubereitung: 1-2 gehäufte TL Kamillenblüten mit ¼ Liter kochendem Wasser übergießen, 10 Minuten ziehen lassen und abseihen. Der Tee sollte gut warm, jedoch nicht kochend heiß getrunken werden. 3-4-mal täglich eine Tasse ist die richtige Dosierung. Mengenangabe für 1 Liter: 2-3 EL (Tierheilkunde).

Zum Inhalieren: Entweder als Räucheranwendung (s. o.) oder als Dampfbad.

Als Auflage bei Mittelohrentzündungen: siehe betreffende Textstelle.

⊙ ***Handel:*** In der Apotheke als „Flores Chamomillae", über den freien Kräuterhandel als „Kamillenblüten" erhältlich. Räucherkohle und Räucherschalen bekommt man in sogenannten Esoterikläden.

Kartoffel

gegen Bronchitis, Halsschmerzen, Magenübersäuerung, Magengeschwüren, Hämorrhoiden und anderen Beschwerden

Botanische Bezeichnung: Solanum tuberosum
Ostfriesischer Volksname: Tuffel
NL: Aardappel

Kartoffeln werden in Ostfriesland bis heute noch gegen eine ganze Anzahl von Beschwerden eingesetzt. Gegen **Bronchitis, Halsschmerzen und Heiserkeit** wirkt ein Hals- beziehungsweise Brustwickel aus gekochten Kartoffeln, der als Auflage auch bei entzündeten Hautstellen, schlecht heilenden Wunden und auch bei **Gelenkrheumatismus** gute Dienste leistet.

Ungesalzenes Kartoffelkochwasser ist ein gutes Mittel zur Linderung von **Husten**. Es sollte dazu so heiß wie möglich, mit Honig gesüßt, mehrmals am Tag getrunken werden. Diese Anwendung ist auch in den benachbarten Niederlanden bekannt. Gerda Baumfalk nannte ungesalzenes Kartoffelkochwasser mit Honig bei **trockenem Husten**.

Zur Behandlung von **Magenübersäuerung,** als auch von **Magengeschwüren,** eignet sich Kartoffelpresssaft, der sich mit einem Haushaltsentsafter leicht selbst herstellen lässt. Von diesem Saft sollte man mehrmals täglich jeweils ein ½ Glas trinken. Bei Magengeschwüren sollte der Saft in Form einer Rollkur angewendet werden.

Bei **Hämorrhoiden** pflegte man, wie ich von dem alten Heilpraktiker Willem Scharrel weiß, ein Sitz-Dampfbad aus Kartoffelschalen zu nehmen, für das die Schalen in einem Nachttopf oder Eimer mit kochendem Wasser übergossen wurden. Anschließend wurde der Patient auf den Topf gesetzt und in eine Decke eingehüllt, damit die Dämpfe auf sein Gesäß einwirken konnten.

Bei brennenden oder bei verblitzten Augen hilft eine Auflage aus rohen Kartoffelscheiben, von denen jeweils eine auf das betroffene Auge gelegt wird. Diese Auflage bringt spürbare Erleichterung, lindert die Beschwerden und ist besonders wirkungsvoll, wenn man sich beim Schweißen die Augen verblitzt hat.

→ ***Bekannte Inhaltsstoffe:*** Das Alkaloid Solanin, welches schmerzstillend und entzündungshemmend wirkt, sowie Stärke, Schleimstoffe.

Anwendungen

Hals- beziehungsweise Brustwickel oder Auflage:

Gekochte Kartoffeln werden zu einem Brei zerdrückt und so heiß wie möglich in ein Tuch eingeschlagen, um diese Auflage anschließend auf die Brust, den Hals oder die entzündete Hautstelle zu legen, die dann mit einem weiteren Tuch abgedeckt wird. Je nach Größe der zu behandelnden Fläche sind dazu bis zu 250g Kartoffeln nötig. Nach der Anwendung sollte die Haut möglichst mit Johanniskrautöl eingerieben werden.

Weitere Anwendungen: s. betreffende Textstellen.

⊙ ***Handel:*** Im Lebensmittelladen. Bioware sollte aber bevorzugt werden. Kartoffelpresssaft ist sowohl in der Apotheke, als auch im Reformhaus zu bekommen (Fa. Schoenenberger oder Fa. Florabio).

Katzenfell/Haare

bei Gicht, Rheuma und Hexenschuss

Zoologische Bezeichnung: Felis catus
Ostfriesische Volksnamen: Kattenfell/unnerwuul
NL: Kattenfell/har

Katzenhaare die regelmäßig aus dem Fell einer Katze gekämmt und mit feiner Schafwolle vermischt wurden, ergaben eine besonders feine Wolle für Strickwaren, die besonders wirkungsvoll bei **Gicht, Rheuma, Hexenschuss und Nierenbeschwerden** war. Auch das Fell einer Katze wurde dafür verwendet. In diesem Zusammenhang wurde mir einige Male von der unterstützenden Behandlung bei einer **Nierenbeckenentzündung** berichtet.

> ***Anmerkung:*** Die Verwendung der Katzenunterwolle dürfte auch für Tierfreunde akzeptabel sein.

⊙ ***Handel:*** Katzenfell ist auch heute noch in der Apotheke erhältlich. Die Strickwaren muss man selber herstellen.

Kirschsaft und Kirschenstiele

bei Eisenmangel und Blutarmut, bei Fieber und anderen

Botanische Bezeichnung: Prunus cerasus (Sauerkirsche),
Prunus avium (Süßkirsche)
Ostfriesischer Volksname: Kaarsensaft, Kaarsensteelen,
NL: Kersensap, Kersenstelen

In der Volksmedizin finden Kirschenstiele bei Durchfall, Erkrankungen der Harnwege, als harntreibendes Mittel, sowie als unterstützendes Mittel bei Katarrhen und Husten Anwendung. Als ihr Hauptanwendungsgebiet gilt jedoch **Eisenmangel** und damit **Blutarmut**, bei denen nicht nur ein entsprechender Tee getrunken werden kann, sondern auch ein Kirschstielwein, der nach einem Rezept, das ich von meiner Tante Therese Walters erhielt, wie folgt zubereitet wird:

Kirschstielwein gegen Eisenmangel und Blutarmut

Kleingeschnittene Kirschstiele (aus der Apotheke oder von der Firma Kräuter Schulte) mit einem guten Rotwein übergießen, der die Stiele um circa eine Daumenbreite bedecken sollte. Diese Mischung muss etwa 14 Tage lang durchziehen und wird anschließend durch ein Tuch gepresst. 3-mal täglich ein volles Schnapsglas einnehmen.

Bei **Eisenmangel** ist auch Kirschsaft als wirksames Mittel bekannt, der auch – vor allem Sauerkirschsaft – bei **Fieber** als sehr erfrischend empfunden wird und von dem man dem Kranken mehrmals täglich ein Glas zu trinken reichen sollte. Sollte der Patient allerdings gleichzeitig an einer Magenschleimhautentzündung leiden, sollte man auf diese wirksame Anwendung verzichten, da die Fruchtsäure des Kirschsafts den Magen zu sehr belasten würde.
Nach der alten Signaturenlehre, ergab die Ähnlichkeit des roten Kirschsaftes mit dem Blut, den Hinweis auf die blutbildende Wirkung.

→ ***Bekannte Inhaltsstoffe:*** Eisen und Vitamin C.

Anwendung und Dosierung

Teezubereitung: 2-3 TL Kirschenstiele werden mit ¼ Liter kochendem Wasser überbrüht, 10 Minuten ziehen lassen und abseihen. 3-mal täglich 1 Tasse trinken.

Weitere Anwendungen: s. betreffende Textstellen.

⊙ ***Handel:*** In der Apotheke sind Kirschenstiele mit der Bezeichnung „Stipites Cerasorum acid“ erhältlich, die im freien Kräuterhandel unter dem deutschen Namen geführt werden. Kirschsaft gibt es im gewöhnlichen Lebensmittelhandel. Bioware sollte bevorzugt werden.

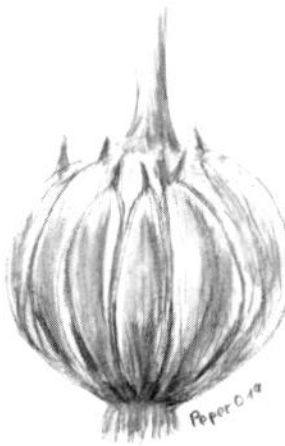

Knoblauch

zur Vorbeugung gegen Arterienverkalkung und zum Einreiben bei Insektenstichen

Botanische Bezeichnung: Allium sativum
Ostfriesischer Volksname: Knuflook
NL: Knoflok

Die Heilkraft des „Knuffloken“, wie der Knoblauch in der alten ostfriesischen Rezeptsammlung aus dem Jahre 1560 genannt wird, ist allerorts bekannt. Auch in Ostfriesland wird er hier und dort noch in Gärten angebaut. Die Knoblauchzwiebel setzt sich aus mehreren Nebenzwiebeln zusammen, welche von einer weißen Haut umschlossenen sind. Zur Vorbeugung, aber auch bei bereits bestehender **Arterienverkalkung** und anderen **Alterserscheinungen,** sollte man täglich eine halbe oder ganze Zehe mit einem Butterbrot oder etwas Milch einnehmen. Heute verwendet man stattdessen häufig eine selbstgemachte Tinktur, die man aus 20 Knoblauchzehen und einer „Buddel“ Schnaps, Jenever oder Branntwein auch früher schon zubereitete. Wie ich von einer alten Bäuerin dem in der ostfriesischen Gemeinde Uplengen gelegenen Neudorf hörte, wurde die Tinktur dort zur unterstützenden Behandlung bei **Diabetes mellitus Typ II** mit Sauerkrautsaft eingesetzt, indem man 2-mal täglich ein Glas Sauerkrautsaft mit je 20 Tropfen der Knoblauchtinktur einnahm.

Knoblauch **reinigt die Darmwege** und vertreibt selbst **Eingeweidewürmer.** Regelmäßig eingenommen hilft er auch bei **Kreislaufstörungen.** Jan van Dieken berichtet von einem steinalten Ostfriesen, der auf einem Fehn lebte, und jedes Mal, wenn jemand seine Rüstigkeit und Frische pries, zur Antwort gab: „Dat deit de Knuflook. Ik heb elker Johr wat in mien Tune. Dor nehm ick stadig van.“ (für Nichtostfriesen: „Das macht der Knoblauch. Ich habe davon jedes Jahr im Garten und nehme ihn regelmäßig.“)

Bekannt ist auch die **entzündungshemmende** Wirkung des Knoblauchs, die sicher der Grund ist, weshalb man in den benachbarten Niederlanden **Insektenstiche** mit einer durchgeschnittenen Knoblauchzehe einreibt. Der Juckreiz wird durch diese Anwendung gelindert, die auch leicht abschwellend wirkt. Kaum bekannt ist, dass Knoblauch **leicht beruhigend** wirkt, was aus dem Zusatz „sativa“ in seiner lateinischen Bezeichnung auch, abgeleitet werden kann.

→ ***Bekannte Inhaltsstoffe:*** Allicin, Fermente, Hormone, Colin, Jod, die Vitamine A, B1, B6, ätherische Öle und Glykoside.

⊙ ***Handel:*** Frisch im Gemüsehandel, in Bioläden und Reformhäusern.

Knochenmark

als Stärkungsmittel

Ostfriesischer Volksname: Knackenmark
NL: Bottenmerk

Der Oldenburger Arzt und volksmedizinsche Forscher Dr. Jonas Goldschmidt schrieb 1854 in seinem Buch, über die bei Schwachheit zu gebrauchenden **stärkenden Mittel**. Vor allem gilt das Mark aus den Pferde- und Schweineknochen (Schinkenmark) als **besonders kraft- verleihend**. Denn das Knochenmark wird für den Hebel aller körperlichen Kräfte angesehen. Es wurde gesagt: „He hett noch Mark in de Knaken.“ Für Nichtostfriesen: „Er hat noch Mark in den Knochen.“ Die friesische Kräuterheilkundige Helga Köhne berichtete mir, dass ihr Vater dieses früher zur **Kräftigung** regelmäßig gegessen habe.

Anwendung und Dosierung

Das Knochenmark aus den gekochten Knochen wird regelmäßig in kleinen Mengen gegessen.

⊙ ***Handel:*** In Landschlachtereien als Markknochen erhältlich

Körnerkissen

zur Wärmebehandlung

Ostfriesischer Volksname: Kornküssen
NL: Graanzakje

In Ostfriesland wurden von unseren Vorfahren früher für Körnernkissen Roggenkörner benutzt, doch Dinkelkörner eignen sich ebenfalls für diesen Zweck. Die Körner werden in einen Leinenbeutel gefüllt und in der Mikrowelle oder im Backofen erwärmt, um dieses Kissen anschließend zur Wärmebehandlung zu verwenden. Das Körnerkissen ist insbesondere bei Beschwerden des rheumatischen Formenkreises geeignet oder auch bei Beschwerden, die durch Zugluft entstanden sind, wie zum Beispiel **Schulter- und Nackenschmerzen** sowie **Kopfschmerzen**. Es ist aber auch nützlich zur Vorbereitung eines Patienten auf eine chiropraktische beziehungsweise physiotherapeutische Anwendung oder einer Massage.

⊙ ***Handel:*** Körnerkissen gibt es unter anderem in Reformhäusern.

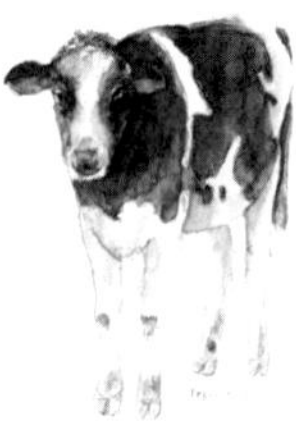

Kuh/Färse

Kuhfladen

gegen Entzündungen und Verbrennungen

Ostfriesischer Volksname: Koeschiet
NL: Koeienpoep

Kuhdreck wurde früher auf den Inseln infolge mangels an anderen Brennstoffen mit Stroh vermischt und ähnlich wie Torf, getrocknet als Brennstoff zum Heizen und kochen, verwendet. Auch in der ostfriesischen Volksmedizin wurde der Kuhfladen viel gebraucht. Ein möglichst frischer Kuhfladen wurde in ein Leinentuch gepackt und bei einer **Halsentzündung, Mandelentzündung** und sogar im Falle von **Diphtherie** als Packung auf den Hals gelegt und dann mit einer getragenen Socke festgebunden. Diese, zumindest bei der Diphtherie heute nur noch als historisch zu betrachtende Anwendung, wurde mir aus dem ostfriesischen Krummhörn berichtet. Immer wieder wurde mir von älteren Ostfriesen und Ostfriesinnen, auch von einer anderen Anwendung berichtet.

Bei **Verbrennungen** und **Verbrühungen** wurde möglichst frische Kuhfladen direkt drauf geschmiert und mit einem Lappen umwickelt und festgebunden. Dies soll sehr gut **schmerzlindernd** sein. Oma Minchen berichtete mir von einer Geschichte, die sich Anfang der 20er Jahre ereignete. Damals an einem kalten Winterabend stellte ihre Mutter ihre Schwester auf ein Stövchen beim Herd und zog sie aus. Dann drehte sie sich um, weil sie nach neuer Kleidung greifen wollte. In dem unglückseligen Moment fiel das Mädchen nach vorne und mit dem Gesicht auf den heißen Ofen, „up de gleinige ovend". Ihr Vater griff das Mädchen und rannte damit in den Kuhstall und klatschte ihr fortlaufend frische Kuhfladen ins Gesicht. Nach einer Weile hörte ihre Schwester auf zu schreien. Die schwere Verbrennung heilte durch den Kuhfladen erstaunlich gut ab.

Aus dem benachbarten Ammerland wurde mir auf einem dort von mir gehaltenen Vortrag von einer Anwendung bei **Entzündungen der Brust** in den Nachkriegsjahren berichtet. Eine Frau hätte sich damals den frischen Kuhdreck auf die Brust geschmiert und mit einem Tuch abgedeckt. Diese Anwendung sei außerordentlich wirksam gewesen.

Aus dem friesischen Friedeburg wurde mir von einem älteren Patienten von einer alten, ihm noch persönlich bekannten Anwendung, bei einem Geschwür berichtet. Um das Geschwür, ganz offensichtlich handelte es sich, um einen **Karbunkel, zum Reifen** zu bringen, wurde frischer Kuhdreck mit einem Lappen aufgelegt. Das **„Geschwür"** wurde dann gelb und brach auf oder zumindest konnte dann der Eiter ausgedrückt werden. Enno Bruns ein alter Bauer aus dem ostfriesischen Dorf Jübberde erzählte mir von der Heilung eines verletzten Birnbaumes, eine tolle Geschichte, welche sich gleich nach dem Krieg 1946 ereignete. Der Bauer war damals noch ein junger Mann. Er musste mit Pferd und dem Ackerwagen durch den Garten fahren und drehte dabei zu knapp um einen jungen Birnbaum herum. Der Baum geriet zwischen das Hinterrad und den Wagen, drehte sich dadurch um die eigene Achse und fiel um. Der Baum war dadurch offenbar zerstört. 1946 war ein Obstbaum natürlich sehr wichtig und nicht so leicht zu ersetzen. Sein Vater riet den Baum mit „Kohschiet" und Lehm einzuschmieren, mit Säcken einzupacken und dann mit Pfählen abzustützen. Das erste Jahr danach hätte der Baum nicht geblüht. Das Jahr darauf aber wohl und im Herbst hat er dann übermäßig viele Früchte getragen. Dies tut er auch heute noch. So viele, als wenn er dankbar wäre. Früher riet man Kindern, die schwach waren und Asthma hatten im Kuhstall, zu spielen.

Anmerkung: Die Anwendung von Kuhdreck ist heute mehr historisch zu betrachten, denn wir haben ja auch andere, wesentlich angenehmere Möglichkeiten. Die Älteren sagen aber trotzdem, dass die Anwendung sehr überzeugend wirksam gewesen sei. Auch Jan van Dieken und Theo Schuster haben dies mit Nachdruck erwähnt. Also sollte man sich bei Bedarf vielleicht doch einmal daran erinnern.

⊙ ***Handel:*** Nicht im Handel erhältlich, aber bei jedem Bauern zu bekommen.

Kümmel

als krampflösendes Mittel und bei Blähungen

Botanische Bezeichnung: *Carvum carvi*
Ostfriesischer Volksname: Kööm
NL: Karvij, Kummel

Nach dem im Jahre 1912 erschienen Buch von Arnold Daniels „Vom Volksaberglauben in Ostfriesland", gehörte der Kümmel bei den abergläubischen Ostfriesen zu den Hexenabwehrkräutern. Kümmelsamen wurden aufgrund ihrer heilkräftigen Wirkung von jeher sehr geschätzt. Im ostfriesischen Rheiderland wurde Kümmel daher früher felderweise angebaut. Heute kommt er vereinzelt noch als Wildpflanze vor.

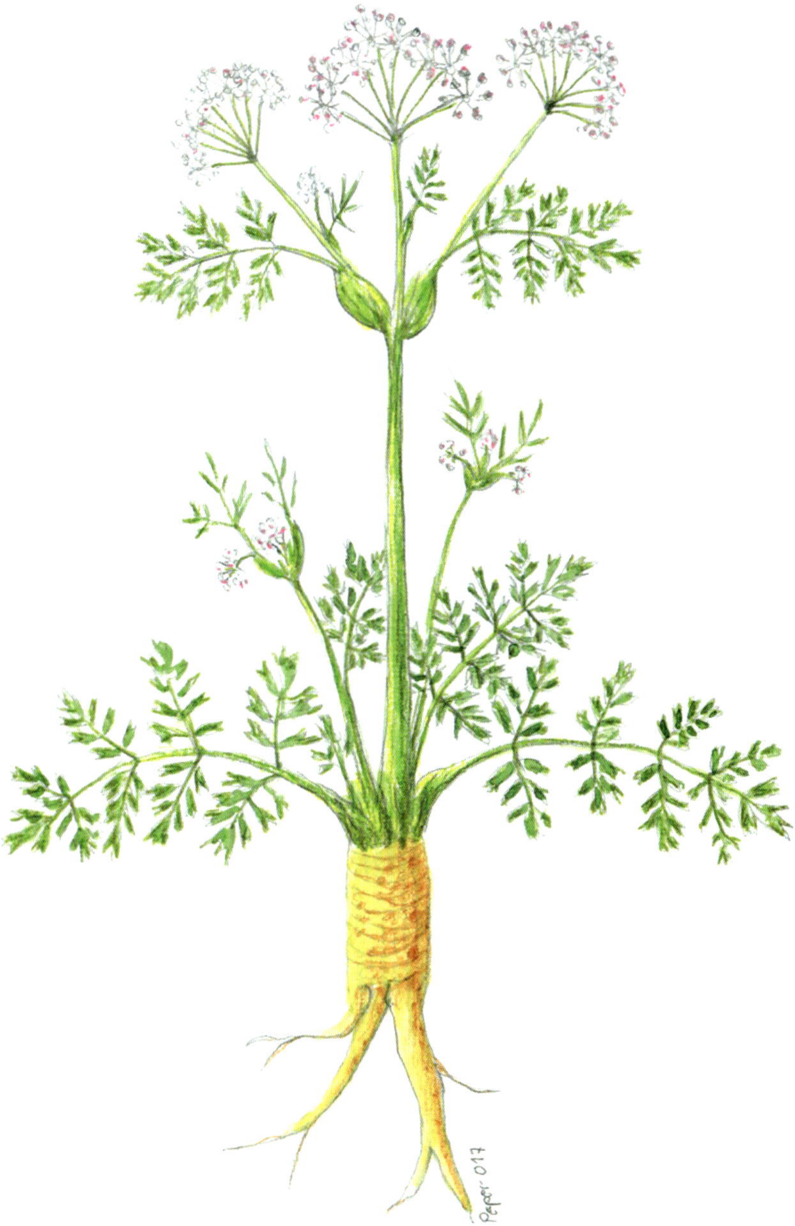

Kümmel

Roh gekaute Kümmelsamen oder ein daraus zubereiteter Tee helfen gegen **Magenbeschwerden, Leibschmerzen, Blähungen** und **Koliken** und kommen bei **Schluckauf durch einen Blähbauch** ebenfalls in Betracht. Im 1989 erschienenen Hausmittelbuch der katholischen Frauen in Lehrte-Haselünne im Emsland ist Ähnliches nachzulesen. Bei **Leibschmerzen** wirkt ein Tee aus Kümmel, während sich **bei Kindern** vor allem Kümmelsäckchen bewährt haben, die erwärmt auf den Bauch des Kindes gelegt werden. Nach neueren Erkenntnissen hat das ätherische Öl des Kümmels eine **wachstumshemmende Wirkung auf Pilze.**

→ ***Bekannte Inhaltsstoffe:*** Das ätherische Öl besteht aus Limonen, Carveol, Dihydrocarvon und bis zu 60 % aus Carvon, das zu 3-7 % auch im Kümmel selbst enthalten ist. Daneben enthält Kümmel auch Gerbstoffe und Harz.

Anwendung und Dosierung

Teezubereitung: 1 gehäufter TL der angestoßenen Kümmelfrüchte wird mit ¼ Liter kochendem Wasser übergossen, 10 Minuten ziehen lassen und abseihen. 3-mal täglich eine Tasse trinken. Mengenangabe für 1 Liter: 2-3 EL (Tierheilkunde).

⊙ ***Handel:*** Kümmelsamen erhält man in der Apotheke als „Fructus Carvi cont.", im freien Kräuterhandel werden sie als „Kümmelfrüchte" vertrieben.

Lebertran

Bei Abwehrschwäche, Knochenbrüchen

Lateinische Bezeichnung: Oleum Jecoris
Ostfriesische Volksnamen: Levertraan
NL: Visolie

Lebertran wurde früher bei uns in Ostfriesland viel verwendet. Ich verwende es immer noch in der Praxis bei **schlecht heilenden Knochenbrüchen** und zur **Steigerung der Abwehrkraft.** Außerdem gebrauche ich es mit Erfolg bei **Osteoporose.**

→ ***Bekannte Inhaltsstoffe:*** fettes Öl Omega-3-Fettsäuren und Vitamin D3

Anwendung und Dosierung

3-mal tägl. 1 TL einnehmen oder 2 Kapseln pro Tag

⊙ ***Handel:*** In der Apotheke als Oleum Jecoris und als Kapseln unter der Bezeichnung Gelovital Kps.

Lehm

bei verstauchtem Fuß, verstauchter Hand und bei Gelenkschwellungen

Ostfriesischer Volksname: Leem
NL: Leem

Eine Patientin aus dem ostfriesischen Moormerland erzählte mir von einer Lehmanwendung, mit der ihre Großmutter **verstauchte Füße, Knöchel oder Hände und Gelenkschwellungen** zu behandeln pflegte, indem sie nassen Lehm auf die betroffene Körperstelle legte. Der nasse Lehm zog die Entzündung heraus, wodurch die Schwellung bald nachließ. Lehm wurde auch in der Tierheilkunde verwendet. Dies habe ich in meinem ersten Buch ausführlich beschrieben.

⊙ ***Handel:*** Im Handel ist Lehm eher nicht erhältlich, außer im Internet. Er kann aber auf dem Lande leicht besorgt werden.

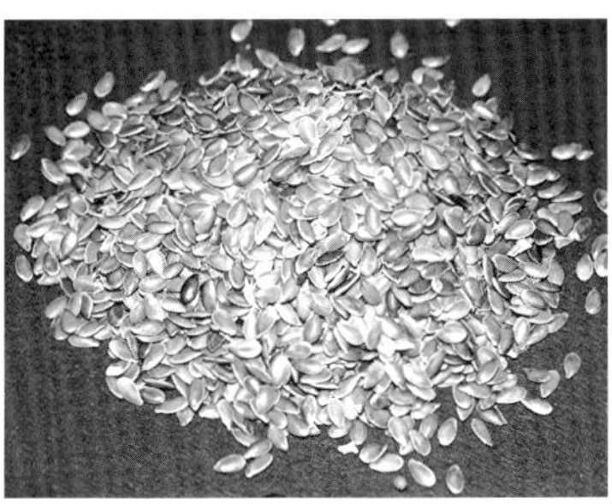

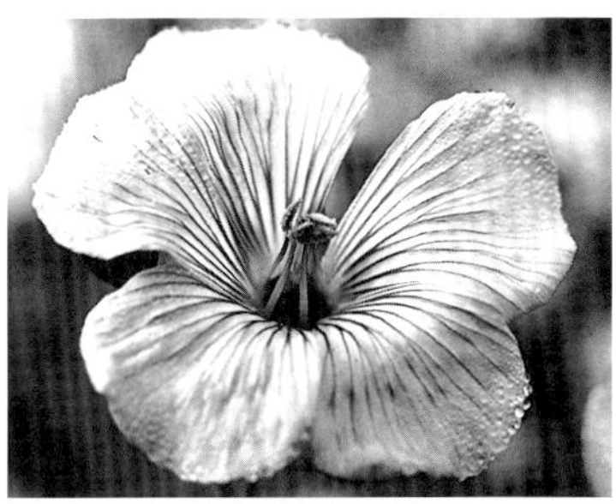

Leinsamen und Blüte (siehe Seite 74)

Leinsamen *(Fotos Seite 73)*

als mildes Abführmittel und als Umschlag

Botanische Bezeichnung: Linum usitatissimum
Ostfriesische Volksnamen: Flass, Lien, Liensaat
NL: Lijnzaad

Leinsamen verfügt über eine **enorme Reinigungskraft im Darm**, sodass er sehr gut bei **Gärungen** und **stinkenden Blähungen** eingesetzt werden kann. Als Abführmittel nimmt man 2-3 EL Leinsamen möglichst morgens ein, die auch in Joghurt eingerührt werden können. Die Wirkung tritt meistens nach einigen Tagen ein. Leinsamen regen zudem den Aufbau der **natürlichen Darmflora** an.

Wegen seines reizmildernden Pflanzenschleims kann ein aus Leinsamen zubereiteter Aufguss, zur **Linderung der Schmerzen durch eine Magenschleimhautentzündung** getrunken werden. Derselbe Aufguss eignet sich auch als **Gurgelmittel bei entzündetem Zahnfleisch,** sowie bei **entzündlichen Halsschmerzen.** Dazu werden 2 gehäufte TL Leinsamen mit ¼ Liter kaltem Wasser übergossen und unter gelegentlichem Umrühren etwa 30 Minuten ausgezogen, ohne die Flüssigkeit zu erwärmen. Anschließend wird der Tee abgeseiht und erst jetzt leicht auf Trinktemperatur erwärmt. Von diesem Tee sollte man bei **Magenschmerzen** täglich 2-3 Tassen trinken. Wenn er als Gurgelmittel verwendet wird, sollte die Anwendung mehrmals täglich wiederholt werden.

Bei **Blasenkoliken, Bauchschmerzen**, aber auch bei einer **Leberschwellung** oder bei **Geschwülsten** empfiehlt sich die Anwendung eines Leinsamensäckchens. Dazu werden zerquetschte Leinsamen in ein Säckchen aus Tuch oder Mull gegeben, dessen Größe in etwa der zu behandelnden Körperstelle entspricht. Dieses Säckchen wird für etwa 10 Minuten in kochendes Wasser gehängt, anschließend auf etwa 42 °C abgekühlt und auf die betroffene Körperstelle gelegt, die zusätzlich mit einem Wolltuch umwickelt wird. Die Anwendung, die etwa 30 Minuten dauern sollte und bei der eine wohltuende, tiefenwirksame Wärme entsteht, lindert die Schmerzen und ist bei Leberschwellungen besonders wirksam. Das Leinsamensäckchen kann auch zum Erweichen von **Muskelverhärtungen** und gegen **Drüsenschwellungen** eingesetzt werden, wo er ebenfalls **schmerzstillend** wirkt.

→ ***Bekannte Inhaltsstoffe:*** Enthält viel Schleimstoff, fettes Öl und das Glykosid Linamarin, das fermentativ gespalten wird. Außerdem enthalten Leinsamen Omega-3-Fettsäuren, sowie natürliches Chlor, welches ihre reinigende Kraft im Darm erklärt.

Anwendung und Dosierung

Siehe entsprechende Textstellen.

⊙ ***Handel:*** In der Apotheke als „Semen Lini", im freien Kräuterhandel als „Leinsamen" erhältlich.

Lindenblüten

gegen Erkältungskrankheiten, sowie Grippe und anderen Beschwerden

Botanische Bezeichnung: Tilia platyphyllos
Ostfriesische Volksnamen: Linnen, Linnboom
NL: Lindebloesem

Ein Tee aus Lindenblüten **steigert die Abwehrkräfte** und wirkt **fiebersenkend** und ist damit ein geeignetes Mittel bei allen **Erkältungskrankheiten, grippalen Infekten** und bei **Überempfindlichkeit gegen Zugluft**. Bei all diesen Erkrankungen wirkt er **stärkend auf das Herz und den Kreislauf** und hilft auf diese Weise, grippale Infekte besser und schneller zu überstehen. Für diesen Tee sollten die Lindenblüten möglichst selbst gesammelt werden, da sie so meistens weit wirksamer sind als ein gekaufter Tee.

In dem 1989 von der katholischen Frauengemeinschaft St. Laurentius aus dem bei Haselünne im Emsland gelegenen Lehrte herausgegebenen Hausmittelbuch findet sich eine Beschreibung zur Zubereitung eines Schlummerbades mit Lindenblüten, das bei **Schlaflosigkeit** hilft und **besonders gut für schwangere Frauen** geeignet sein soll (siehe unter „Anwendung und Dosierung").

→ ***Bekannte Inhaltsstoffe:*** Ätherisches Öl, Flavonoide, wenig Schleim, Gerbstoff und Zucker.

Anwendung und Dosierung

Teezubereitung: 1-2 TL Lindenblüten mit ¼ Liter kochend heißem Wasser übergießen, 5-10 Minuten ziehen lassen und dann abseihen. Von dem Tee sollte mehrmals täglich eine Tasse möglichst heiß und mit Honig gesüßt getrunken werden.

Schlummerbad bei Schlaflosigkeit: Für dieses Bad werden 2 Handvoll Lindenblüten in einen Nylonstrumpf gefüllt und ins Badewasser gelegt, das zuvor auf eine Temperatur von 38° C erwärmt wurde. Man sollte circa 20 Minuten in der Wanne bleiben und anschließend sofort ins Bett gehen.

⊙ ***Handel:*** In der Apotheke als „Flores Tiliae", im freien Kräuterhandel als „Lindenblüten" erhältlich.

Mairübe

gegen Husten

Botanische Bezeichnung: Brassica rapa subsp. rapa
Ostfriesischer Volksname: Mairöben
NL: Meiknolletjes

Auf einem Vortrag vor den Landfrauen in Carolinensiel erfuhr ich im Januar 2016, also kurz nach dem Erscheinen meines ersten Buches „Lexikon der ostfriesischen Natur- und Volksheilkunde", zu meiner Überraschung, von einem **Hustensirup** aus der Mairübe.

Hustensirup aus der Mairübe

Die Mairübe schält man und schneidet sie dann in Pommes-Frites-Größe in Streifen. Nun legt man sie in eine Schüssel und bedeckt sie fingerdick mit Vollrohrzucker.
Man lässt diese Zubereitung nun über Nacht stehen und filtert den entstandenen Sirup nun durch ein feines Sieb wobei man die Mairübchenstücke noch mit der Hand ausdrücken muss.

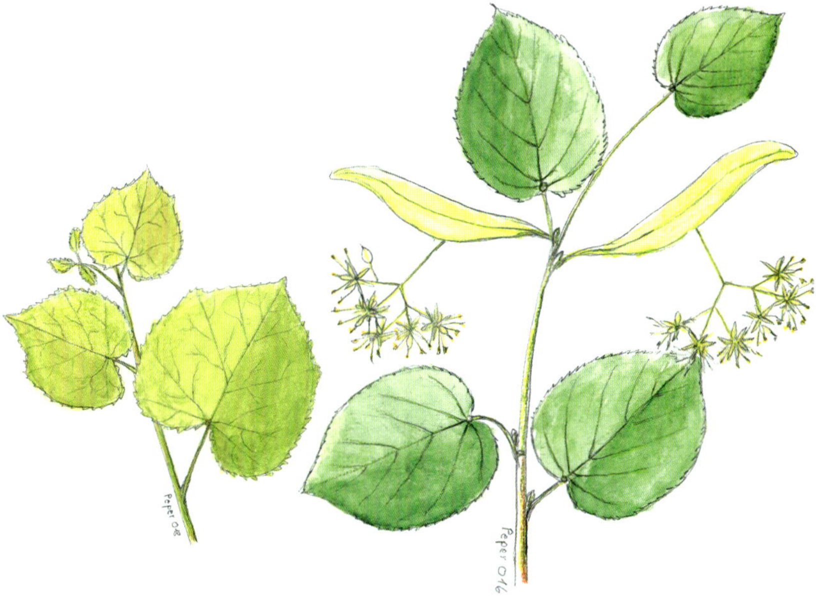

Linde

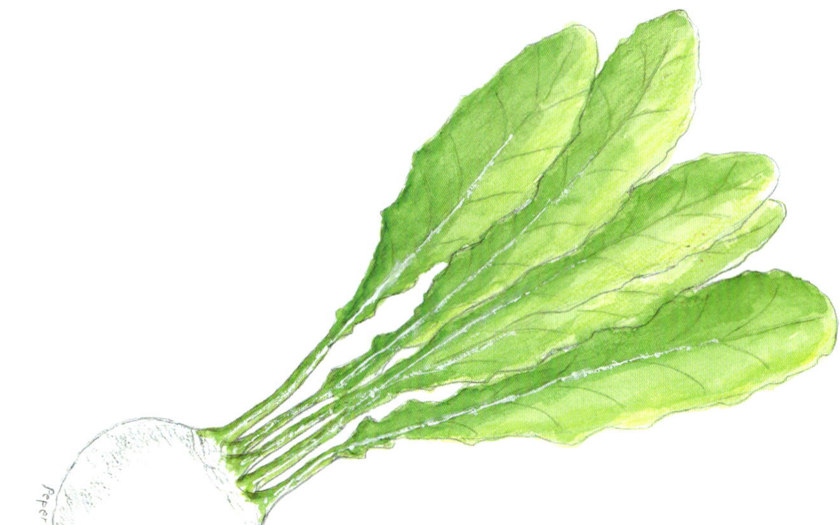

Mairübe

→ ***Bekannte Inhaltsstoffe:*** Senfglykoside, ätherisches Öl, Vitamine, vor allem C, Mineralstoffe

Anwendung und Dosierung

Diesen Sirup kann man nach Bedarf nun teelöffelweise gegen **Husten und Bronchitis** einnehmen.

⊙ ***Handel:*** Mairüben sind im normalen Lebensmittelhandel erhältlich.

Malzbier

zur Kräftigung

Ostfriesischer Volksname: Maltbeer
NL: Moutbier

Malzbier wird heute noch mit Ei vermengt von älteren Ostfriesinnen als **Stärkungsmittel** empfohlen. Besonders nach schwächenden Krankheiten wird es heute noch gerne gebraucht. Von ostfriesischen Hebammen wird noch heute den stillenden Müttern Malzbier als **milchflussförderndes Getränk** empfohlen. Früher gaben Bauern Malzbier, (Dunkelbeer) zur Beruhigung von ferkelnden Sauen.

⊙ ***Handel:*** Im normalen Getränkehandel erhältlich.

Mandeln

zur Linderung von Sodbrennen

Botanische Bezeichnung: Prunus dulcis
Ostfriesischer Volksname: Mandel
NL: Amandel

Ähnlich wie die Haselnuss zeichnet sich auch die Mandel durch einen relativ hohen Mineralstoffgehalt aus. Auf 100 g Mandeln entfallen beispielsweise 234 mg Kalzium und 252 mg Magnesium, womit die Mandel ein sehr guter **Mineralstofflieferant** ist, der einen **Mineralstoffmangel** ausgleichen kann. Aus demselben Grund wirken Mandeln sehr gut gegen **Sodbrennen**, wie auch im Hausmittelbuch von 1989 der katholischen Frauen in Lehrte (Haselünne im Emsland) erwähnt wird. Zu diesem Zweck zerkaut man circa 4-5 Mandeln und schluckt sie dann herunter. Bereits nach 1-2 Minuten lassen die Beschwerden nach. Die braune Haut, die die Mandel umhüllt, sollte man nicht entfernen, da ihre medizinische Wirkung sonst verloren geht und sie dann bestenfalls nur noch sehr schwach wirksam ist.

→ ***Bekannte Inhaltsstoffe:*** Mineralstoffe wie Kalium, Zink, Magnesium und Selen, die Vitamine E und B6 sowie pflanzliche Omega-3-Fettsäuren.

⊙ ***Handel:*** Mandeln sind im normalen Lebensmittelhandel zu bekommen. Bioware sollte bevorzugt werden.

Melkfett

gegen Entzündungen

Ostfriesischer Volksname: Melkfett
NL: Melkvet

Melkfett wurde nach Aussage meiner Tante von meiner Großmutter bei einer **rauen Gesichtshaut** empfohlen. Melkfett wurde nach ihren Angaben von meinen Großeltern auch bei einer gewöhnlichen **Nagelbettentzündung** angewendet.

⊙ ***Handel:*** Melkfett ist im Landhandel und auch in ländlichen Apotheken erhältlich.

Milch

bei Erkältung und Kratzen im Hals und anderen

Ostfriesischer Volksname: Melk
NL: Melk

Bei Erkältungen **mit Wundheit, Kratzen** und **Kribbeln** im Hals lindert eine heiße Milch mit Honig und Butter die Beschwerden und **erleichtert das Abhusten**. Diese Milch wirkt am besten, wenn man sie teelöffelweise einnimmt.

Gegen Schlaflosigkeit hilft heiße Milch, in die ein Eigelb und Honig eingerührt wird. Sie schmeckt sehr gut und ist gesünder als Schlaftabletten. Ihre Wirkung erklärt sich auf der einen Seite durch den Gehalt an Kohlehydraten und das Vitamin B im Honig mit dessen guter Wirkung auf das Nervensystem, andererseits aber auch durch das im Eigelb enthaltene Lecithin, das für die Funktion der Gehirnzellen wichtig ist. Sowie durch den Milchzuckergehalt der Milch, der verbrauchte Energie wieder aufbaut. Die heiße Milch sollte man abends unmittelbar vor der Bettruhe trinken, da man davon ausgeht, dass Schlaflosigkeit häufig durch ein Absinken des Zuckergehalts im Gehirn entsteht, wodurch das Aufwachen bewirkt wird. Oft liegt die Ursache jedoch auch in einer Funktionsstörung der Leber, was jedoch nur von einem Heilpraktiker oder einem Naturheilarzt sicher beurteilt werden kann, da ärztlicherseits meistens nur die Leberenzyme im Blut, sowie das Ultraschallbild überprüft werden, wodurch man eine Leberfunktionsstörung jedoch kaum nachweisen kann. In diesem Zusammenhang weise ich auf meine entsprechenden Erklärungen unter dem Stichwort „Heidelbeere" hin. Schlaflosigkeit kann selbstverständlich auch andere Ursachen haben, die von Fall zu Fall geprüft werden müssen. Zur Not kann man auch Traubenzucker einnehmen.

Hans Gerdes, ein bekannter Knochenbrecher aus dem ostfriesischen Dorf Bentstreek, pflegte die Heilkraft der Milch zu loben. Er erzählte mir von einer Anwendung, die sehr gut bei einer **Sehnenscheidenentzündung** und einem **Tennisellenbogen** wirkt. Man müsse den betroffenen Arm regelmäßig in lauwarmer Milch baden. Bei **Beschwerden im Kniegelenk,** wie zum Beispiel an den **Kreuzbändern**, am **Meniskus** oder ähnlichem, hilft nach seinen Angaben

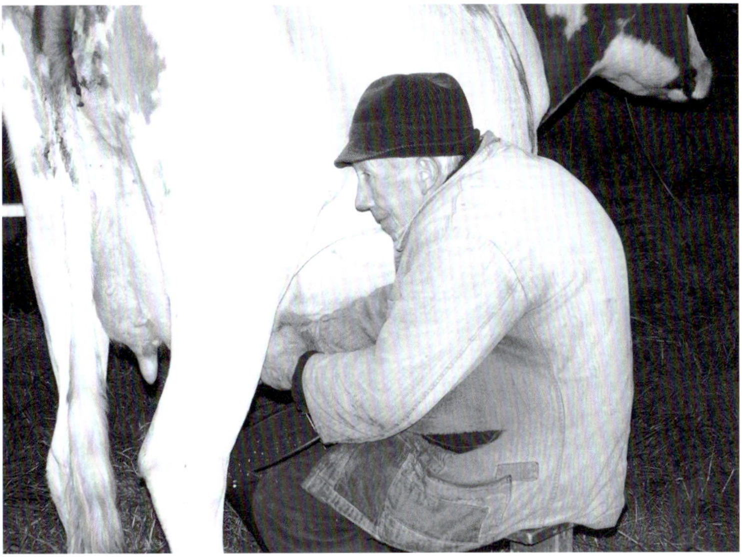

Bauer Harm Wattjes beim Melken.

auch eine Auflage mit einem in lauwarme Milch getauchten und leicht ausgewrungenen Frotteewaschlappen, den man auf die zu behandelnde Stelle legt und mit einem Tuch fixiert.

Bei einer **entzündlichen Erkrankung der Leber**, der **Gallenwege** oder der **Bauchspeicheldrüse** können die Beschwerden gelindert werden, indem man ein Tuch in heiße Milch taucht und dieses dann auswringt, um es danach auf die Lebergegend zu legen. Die Auflage wird anschließend mit einem weiteren Tuch abgedeckt. Die Anwendung kann mehrmals täglich wiederholt werden.

→ ***Bekannte Inhaltsstoffe:*** Vor allem sind Mineralstoffe zu nennen. So entfallen auf 100 ml Milch 157 mg Kalium, 120 mg Calcium und 102 mg Phosphor. Besonders hoch ist der Anteil an Zink, der bei 358 mg liegt. Nennenswert ist auch ihr Gehalt an Orotsäure, der mit 10 mg pro 100 ml Milch jedoch deutlich unter dem der Schafsmilch (35-45 mg) liegt. Wissenschaftler gehen davon aus, dass die Orotsäure **vorzeitigem Altern entgegenwirkt**. Demnach kann man nur raten, möglichst viel Schafskäse zu essen.

Anwendung und Dosierung

Heiße Milch mit Honig und Butter: 1 TL Honig und 1 TL Butter werden in einen Becher heiße Milch gerührt und teelöffelweise eingenommen.

Heiße Milch mit Honig und Eigelb: 1 TL Honig und 1 Eigelb werden in einen Becher heiße Milch gerührt, die abends unmittelbar vor dem Schlafengehen teelöffelweise eingenommen werden sollte.

Weitere Anwendungen: Siehe betreffende Textstellen.

⊙ ***Handel:*** Überall im Lebensmittelhandel. Bioware sollte jedoch bevorzugt werden.

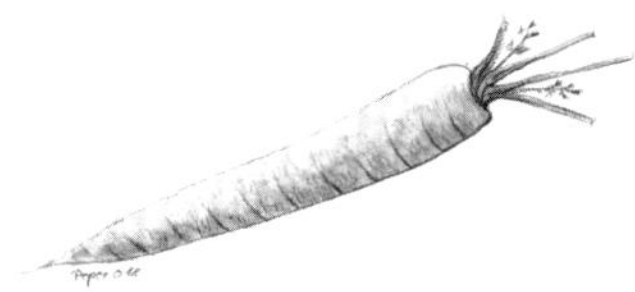

Möhre

als Gesichtswasser und gegen Husten und Heiserkeit

Botanische Bezeichnung: Daucus carota
Ostfriesische Volksnamen: Wuddel
Niederländische Bezeichnung: Peen

Geschabte Möhren wurden früher von den Ostfriesen zum gelb färben der Butter im Winter benutzt. Wer unter **Maden und Spulwürmer** leidet, der wird frei von den Schmarotzern, wenn er morgens nüchtern rohe Wurzeln ist. „Dann kummen se futt." (Dann kommen sie gleich.) Gegen Spulwürmer soll das Mittel auch helfen. „Rauh Wuddel's maken de Darm schoon", so heißt es in der Überlieferung von Jan van Dieken. Weiter heißt es, rohe Mohrrüben reinigen das Gedärm. Sie wirken wassertreibend und reinigen den Körper. Wurzelsaft heilt nach Angaben alter Ostfriesen **Husten** und **Heiserkeit**. Gerda Baumfalk lobte den frisch gepressten Möhrensaft als **Gesichtswasser bei trockener Haut**. In einer alten Handschrift von 1741 aus Leer, welches erst mühevoll übersetzt werden musste, heißt es: „Nimm 2 Stücke geriebene Wurzeln, 2 EL Honig und dies durcheinander gemengt, hilft gegen **Husten.**" 3-mal am Tag einen

Eierlöffel davon einnehmen. Nach Angabe des emsländischen Buchautors Lukas Olliges aus Lorup, wurde Möhrensaft ebenfalls als **Gesichtswasser** verwendet.

→ ***Bekannte Inhaltsstoffe:*** Beta-Karotin

Anwendung und Dosierung

Dosierung der Möhren-Honig Mischung: 3-mal täglich 1 Eierlöffel

Dosierung des Möhrensaftes: 3-mal täglich ein kleines Glas.

⊙ ***Handel:*** Im normalen Gemüsehandel, Bioladen und Reformhaus.

Muskatnuss

bei Husten, Bronchitis und gegen Durchfall

Botanische Bezeichnung: Myristica fragans
Ostfriesischer Volksname: Muskaatnööt
NL: Muskaat

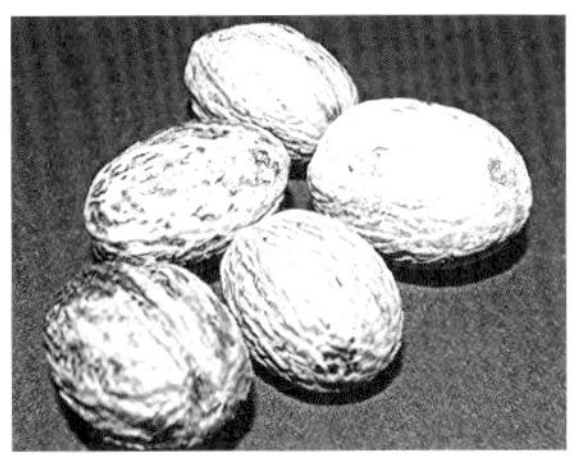

Auch die Muskatnuss kam über den Seehandel schon sehr früh nach Ostfriesland. Bei der Fruchtreife teilt sich das Fruchtfleisch in zwei Hälften und legt einen von einer braunen Schale umgebenen Samen frei, welcher getrocknet als Muskatnuss verwendet wird.

Die gemahlene, in Schweinefett („Swienfett") gerührte, Muskatnuss wurde in Ostfriesland mit gutem Erfolg als Umschlag gegen **Husten** und **Bronchitis** eingesetzt. Die frisch geriebene Muskatnuss wurde auch bei **Durchfall** verwendet, indem man einfach eine Prise davon mit einem TL einnahm, wodurch dieser, wie mir von einem alten Mann aus Friedeburg versichert wurde, unverzüglich zum Stillstand kommt.

Wegen der zum Teil giftigen Inhaltsstoffe sollte die Muskatnuss innerlich nur in geringen Mengen eingenommen werden!

→ ***Bekannte Inhaltsstoffe:*** Ätherisches Öl mit Terpenen wie Sabinen, Limonen, Borneol, Terpineol, Isoeugenol und Eugenol. Außerdem sind in Muskatnüssen neben fettem Öl, Harzen, Lignane und der Farbstoff Lycopen enthalten, sowie Phenylopropanoide, darunter Myristicin, Elimicin und Safrol, welches auf Ratten krebserzeugend und mutagen wirkt.

Anwendung und Dosierung

Als Umschlag gegen Husten und Bronchitis: Gemahlene Muskatnuss in Schweinefett rühren und als Umschlag verwenden.

Weitere Anwendungen: Siehe betreffende Textstellen.

⊙ ***Handel:*** Muskatnüsse bekommt man im Gewürzhandel. Bioware sollte bevorzugt werden.

Ohrenschmalz

gegen aufgesprungene Lippen, rissige Finger und anderen

Lateinische Bezeichnung: Cerumen
Ostfriesischer Volksname: Oorensmolt
NL: Oorsmeer

Aus heutiger Sicht mutet die uralte Anwendung, die mir von zwei Ostfriesinnen aus Wiesmoor und einer alten Frau aus dem Ammerland berichtet wurde, befremdlich an, doch früher wurde bei **rissigen Fingern** oder **rissigen und aufgesprungenen Lippen** körpereigenes Ohrenschmalz in die Risse gerieben („in de Busten inrewen"). Eine steinalte Frau aus dem ostfriesischen Uplengen erzählte mir, dass auch **Hühneraugen** mit Ohrenschmalz kuriert wurden. Die Anwendung gegen rissige Lippen habe ich übrigens selbst einmal ausprobiert und kann den guten Erfolg nur bestätigen. Selbst wenn sich die Risse bereits entzündet haben und Schmerzen verursachen, zeigt die Anwendung eine überzeugende Wirkung.

Olivenöl (früher: Baumöl)

bei aufgesprungenen Lippen und bei Sonnenbrand

Pharmazeutische Bezeichnung: Oleum olivarum
Ostfriesischer Volksname: Boomölje
NL: Olijfolie

Auch in Ostfriesland wurde das „Boomölje“ (Baumöl) als Auszugsmittel zur Gewinnung von Kräuterölen benutzt, da es gegenüber anderen Ölen, wie beispielsweise dem Sonnenblumenöl, den entscheidenden Vorteil hat, dass es beim Einreiben beziehungsweise Massieren, nicht schmiert. Von Oma Minchen hörte ich, dass es früher bei **aufgesprungenen Lippen** zum Einreiben benutzt wurde. Wie mir eine ältere Patientin aus den benachbarten Niederlanden erzählte, ist Olivenöl auch bei einem **Sonnenbrand**, vor allem auf der Nase, hilfreich.

→ ***Bekannte Inhaltsstoffe:*** Fette Öle, ungesättigte Fettsäuren, fette Glykoside und Bitterstoffe.

⊙ ***Handel:*** Kaltgepresstes Olivenöl bekommt man überall im Handel, wobei Bioware bevorzugt werden sollte.

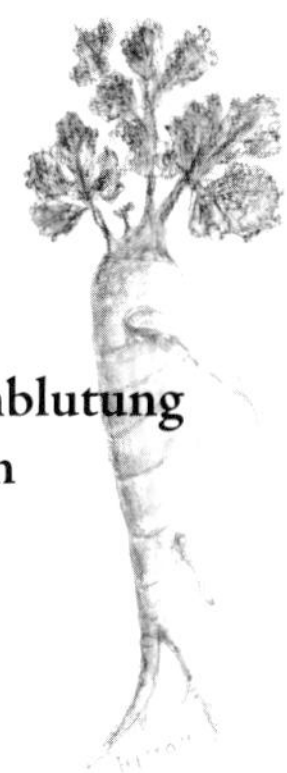

Petersilie

bei Wespen- und Mückenstichen, zur besseren Durchblutung der Herzkranzgefäße, als Mittel zum Abstillen

Botanische Bezeichnung: Petroselinum hortense
Ostfriesischer Volksname: Peterselie
NL: Peterselie

Petersilie wurde in Ostfriesland nicht nur als Küchenkraut, sondern auch zu Heilzwecken eingesetzt. **Wespen- und Mückenstiche** heilen beispielsweise schneller, wenn man die Einstichstelle mit frischer Petersilie einreibt. Von einer älteren Frau aus Uplengen hörte ich, dass Petersilie früher auch zum **Abstillen** benutzt wurde. Als junge Mutter habe sie diese Anwendung auf Anraten einer alten, erfahrenen Hebamme selbst durchgeführt, bei der man kleingehackte Petersilie als Auflage auf die Brust legte und die Brust dann gut bedeckte. Nach ihren Angaben habe die Anwendung hervorragend gewirkt. Die Frau eines Knochenbrechers berichtete mir, dass man sich bei Neigung zu einer **Reisekrankheit** ein Büschel Petersilie an einem Band auf die Brust hängen sollte.

Bei **Herzbeschwerden** pflegte ein alter ostfriesischer Arzt den Rat zu geben, regelmäßig frische Petersilie zu essen. Er soll damit vielen Menschen geholfen haben, darunter auch einem alten Mann, der etliche Jahre zuvor einen Herzinfarkt erlitten hatte. Der Arzt riet auch ihm dazu, zur **Nachbehandlung des Herzinfarktes** jeden Morgen ein Büschel frischer Petersilie zu essen, wodurch es ihm bald deutlich besser ging. Der Behandlungserfolg sprach sich in der ländlichen Gegend natürlich schnell herum, sodass die Anwendung von einigen ostfriesischen Knochenbrechern bis heute noch wärmstens empfohlen wird. Petersilie wirkt offenbar krampflösend und fördert, wie schon die Äbtissin Hildegard von Bingen erwähnte, die **Durchblutung der Herzkranzgefäße**.

Von der niederländischen Kräuterkundigen Klazien van den Brink wird Petersilie auch als Mittel zur **Stärkung der Sehkraft** der Augen erwähnt. Für diese Anwendung gibt man einige Petersilienzweige in eine Tasse, um sie mit kochendem Wasser zu überbrühen. Nach dem Abkühlen benutzt man diesen Tee zum Betupfen der Augen. Bei regelmäßiger Anwendung verhilft das Betupfen der Augen vor allem bei älteren Menschen zu einer besseren Sehkraft, ist aber auch bei **Trockenheit der Augen** zu empfehlen. Für einen **besseren Teint der Haut** kann dieser Tee auch zum Betupfen der Gesichtshaut verwendet werden. Nach Klazien van den Brink hilft ein nach dem Essen gekauter Zweig Petersilie übrigens gegen **lästiges Aufstoßen**.

Von Gerda Baumfalk hörte ich, dass die Petersilienwurzel bei **Harnwegentzündungen** hilft, wenn sie gekocht und 3-mal täglich eingenommen wird. Der heute noch lebende alte Knochenbrecher Joachim Post erzählte mir, von einer alten und höchst erstaunlichen Anwendung bei einem **Gangrän**, von der er Anfang der 70er-Jahre erfuhr, als seinem Schwager wegen eines Raucherbeins ein Viertel des Fußes amputiert worden war, die Wunde aber selbst nach drei Monaten Krankenhausaufenthalt einfach nicht verheilen wollte. Eine alte, heilkundige Frau gab damals schließlich den Rat, ihm täglich frisch gehackte Petersilie auf Schwarzbrot zu verabreichen. Tatsächlich begann die eitrige Wunde etwa 2-3 Wochen später zu verheilen. Wie mir Joachim Post versicherte, wirkt die Anwendung auch bei **offenen Beinen** (Ulcus cruris) und selbst bei **diabetischen Gangränen**.

> ***Vorsicht!*** Petersilie darf, abgesehen von kleinen Mengen beim Essen, Schwangeren nicht verabreicht werden. Dies gilt insbesondere für die Samen.

> → ***Bekannte Inhaltsstoffe:*** 2-6% ätherisches Öl (Apiol und Myristicin) sowie Phenylpropane, Terpene und das Flavonglykosid Apiin.

Anwendung und Dosierung

Teezubereitung: Ein paar Petersilienzweige in einer Tasse mit kochendem Wasser überbrühen. Nach dem Abkühlen kann diese Flüssigkeit zum Betupfen der Augen oder der Gesichtshaut verwendet werden.

Weitere Anwendungen: Siehe betreffende Textstellen.

⊙ ***Handel:*** Frische Petersilie ist überall im Lebensmittel- beziehungsweise Gemüsehandel erhältlich. Als Tee bekommt man das Kraut in der Apotheke als „Herba Petroselini" und die Samen als „Fructus Petrosilini contusus" (Fa. Klenk). Im freien Kräuterhandel wird beides mit ihren deutschen Namen „Petersilienblätter" beziehungsweise „Petersiliensamen" angeboten.

Petroleum

gegen Entzündungen und gegen Läuse

Ostfriesischer Volksname: Petroleum, Steenoel
NL: Petroleum

Bei **Läusen,** wurde das Petroleum einfach mit der Hand in die Haare eingerieben. Eine ältere Ostfriesin, die mir dieses auf einem Vortrag in Neudorf erzählt hat, sagte, dass ihre Mutter das nach dem Kriege bei ihr selbst gemacht hätte und „dor gungen de Lusen ober van dood, dor kannst die up verlaten, dat helpt". Übersetzung für Nichtostfriesen: Dies bedeutet, dass die Läuse dadurch sofort starben und dass man sich darauf verlassen kann. Petroleum wurde nach den Überlieferungen von Oma Minchen, auch zum Gurgeln bei **Mandelentzündungen** angewendet. Ich habe diese Anwendung schon früher als Jugendlicher an mir selbst nach Angaben meines Onkels, mit Erfolg ausprobiert. Außerdem berichtete sie von einer Anwendung mit Petroleum bei Zahnschmerzen und bei **Ohrenschmerzen.** Nach ihren sehr präzisen Angaben wurde ein Wattebausch mit Petroleum getränkt und ins Ohr gesteckt oder auch in ein Zahnloch hineingedrückt, um **Zahnschmerzen** zu vertreiben. Nach ihrer Aussage verblieb der unangenehme Geschmack des Petroleums noch lange im Mund. Sie sagte: „de smaak bleef nog heel lang, ober door is nog gien een van dood gaan". Für Nichtostfriesen: der Geschmack blieb noch sehr lange, aber da ist noch niemand daran gestorben. Sie sagte dies sehr deutlich und hat es sogar noch zweimal wiederholt. Nach dem Ratgeberbuchautoren Lukas Olliges aus Lorup im benachbarten Emsland kann man bei **Pilzbefall zwischen den Fußzehen,** diese mit Petroleum einpinseln.

Der Bienenexperte und Kräuterkundige Johann Hinderks berichtete mir von einer deutlich lindernden Wirkung bei **Schuppenflechte,** wenn man diese mit Petroleum abwaschen würde. Außerdem nannte er mir eine Anwendung in der Tierheilkunde. Junge Schweine die von Grind befallen waren (ähnlich wie Schuppenflechte), müsse man regelmäßig mit Petroleum einreiben. „Denn geith dat weg". Dann geht es weg.

> ***Vorsicht!*** Petroleum brennt auf der Haut, darf nicht in die Augen und Schleimhaut geraten.

Anwendung und Dosierung

Siehe betreffende Textstellen.

⊙ ***Handel:*** Als gereinigtes Petroleum unter der Bezeichnung: Oleum Petrae album retificatum in der Apotheke.

Pfeffer

als blutungsstillendes Mittel, bei Schnitt- und Schürfwunden

Botanische Bezeichnung: Piper nigrum, Piper album
(schwarzer beziehungsweise weißer Pfeffer)
Ostfriesischer Volksname: Peper
NL: Peper

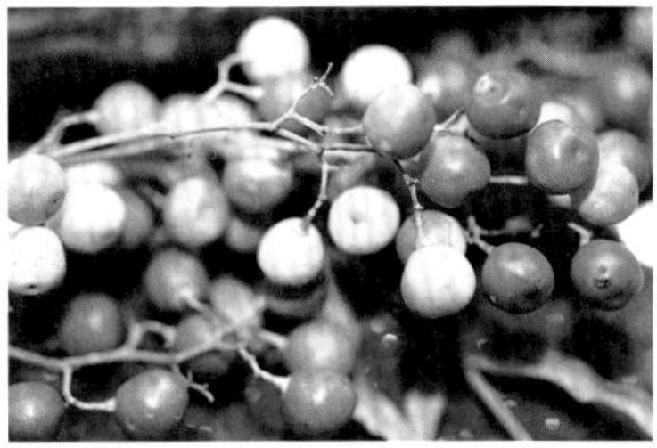

Auch der Pfeffer gelangte durch den Seehandel schon sehr früh nach Ostfriesland. Wie mir eine ältere, ursprünglich aus Emden, stammende Frau erzählte, wurde er von ihrer Großmutter früher auch als **blutungsstillendes Mittel bei Schnitt- und Schürfwunden** benutzt. Ich habe dies selbst mehrfach bei kleineren Schnittwunden ausprobiert, die ich mir beim Rasieren zugezogen habe. Anfänglich brennt es zwar, doch der Pfeffer stillt die Blutung tatsächlich relativ schnell und nachhaltig. Man kann schwarzen oder weißen Pfeffer verwenden und die Anwendung bei Bedarf 1-2-mal wiederholen.

⊙ ***Handel:*** Im normalen Gewürzhandel, wobei Bioware der Vorzug zu geben wäre.

Pfefferminze

bei verdorbenem Magen, bei Entzündungen der Gallenwege und des Magens und andere

Botanische Bezeichnung: Mentha piperita
Ostfriesische Volksnamen: Pepermünte, Münte
NL: Pepermint

Die Pfefferminze wird heute noch traditionell in den ostfriesischen Gärten angebaut. Der Pfefferminztee wird nach Jan van Dieken als Heilmittel bei **Blähungen, verdorbenem Magen**, bei **Gallenschmerzen** und zur **Belebung der Nierentätigkeit** angewendet. Früher

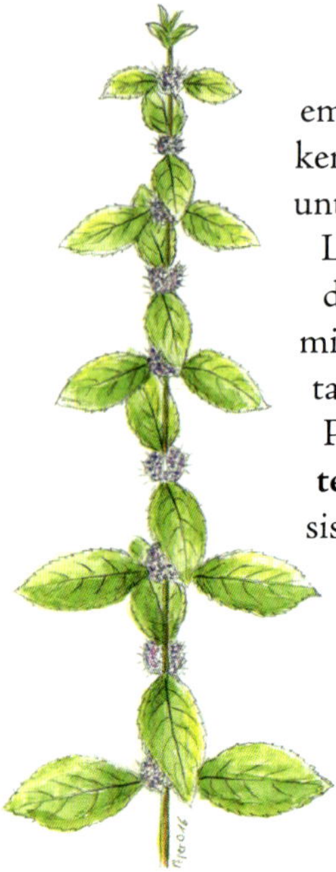
Pfefferminze

empfahl man, nach den Angaben von Jan van Dieken, im ostfriesischen Moormerland den Frauen, die unter **Gebärmutterkrämpfen** litten, je einen halben Liter Minzenabkochung und Beifusstee miteinander zu mischen und von dieser Mischung morgens mittags und abends je „een Teekoppke" (eine Teetasse) voll zu trinken. Gerda Baumfalk nannte die Pfefferminze als Tee oder Öl als **stärkendes Mittel für das Gedächtnis.** In der berühmten Ostfriesischen Rezeptsammlung von 1560 wird„Mine" als Bestandteil eines Mittels gegen **Augenschmerzen** genannt. Nach Angabe der Herausgeber (1962) ist mit „Mine" wahrscheinlich Minze gemeint. Genauer genommen muss man dies hier wohl mit der in Ostfriesland häufig vorkommender Wasserminze (Mentha aquatica) übersetzen. Denn unsere heutige Pfefferminze gab es ja damals noch nicht.

→ ***Bekannte Inhaltsstoffe:*** Ätherisches Öl mit 60 % Menthol, Gerbstoffe, Flavonoide, Terpene und Bitterstoffe.

Anwendung und Dosierung

Teezubereitung: 2-3 TL auf ¼ Liter kochend Wasser 10 Minuten ziehen lassen, 3-4-mal täglich eine Tasse.

⊙ ***Handel:*** In der Apotheke unter der Bezeichnung: Folia Mentha piperita Fa. Klenk.

Pferdeäpfel (Rossäpfel, Pferdekot)

gegen Frostbeulen und gegen Keuchhusten

Ostfriesische Volksnamen: Peerschiet, Peerappels
NL: Paardepoep

Rossäpfel wurden in einen Eimer gelegt und mit kochendem Wasser übergossen, anschließend eine Weile ziehen gelassen und mit einem Stock umgerührt („düchtig umroert"). Wenn diese Brühe nun etwas abgekühlt war, aber noch so heiß, dass man es eben aushalten konnte, dann wurden zur Behandlung von **Frostbeulen** die Füße, oder auch die Hände darin gebadet. Nach dem Bad wurden die Füße oder die Hände abgetrocknet. Auf einem meiner Vorträge im ostfriesischen Emden erzählte mir eine ältere Frau von der Anwendung von Pferdeäpfeln bei **Keuchhusten.** Hierzu wurden die frischen Pferdeäpfel ausgedrückt und der so frisch ausgepresste Saft dem Kind verabreicht. Die Wirksamkeit dieser Anwendung habe sie als Kind früher in ihrer Familie selbst miterlebt. Der Oldenburger Arzt und volksmedizinischer Forscher Dr. Jonas Goldschmidt schrieb 1854, dass der Köddel von einem Ruhn (Walach) oder von einem ganz jungen Hengst, als sicheree Mittel gegen **Verstopfung** galt.

→ ***Bekannter Inhaltsstoff:*** Ammoniak.

Anwendung und Dosierung

Siehe betreffende Textstellen.

⊙ ***Handel:*** Nicht im Handel erhältlich, aber sehr leicht bei einem Bauern oder einem Pferdezüchter zu bekommen.

Pferdemilch, Stutenmilch

gegen Neurodermitis und Sommersprossen

Ostfriesische Volksnamen: Peermelk, Stutenmelk
NL: Paardemelk

Auch die Pferdemilch (Stutenmilch) wurde bei uns in Ostfriesland früher als Heilmittel eingesetzt. Meine Mutter berichtete mir von der früheren Anwendung bei **Sommersprossen.** Hierzu musste man das Gesicht und bei Bedarf auch die Arme, regelmäßig mit Pferdemilch abwaschen. Auch mein Vater hat sich damit als junger Mann, ihren Erzählungen nach, selbst damit erfolgreich behandelt. Hierzu wird ein Leinentuch in die Pferdemilch eingetaucht und die Haut damit abgewaschen. Auch ist die Anwendung bei **allergischen Ekzemen** der Haut schon seit langem bekannt, sodass die Stutenmilch zum Beispiel auch bei **Neurodermitis** als Heilmittel infrage kommt. Hierzu muss die Stutenmilch allerdings vor allem auch getrunken werden.

→ ***Bekannte Inhaltsstoffe:*** Vitamin A, B2, B6, B12, C und E, Eisen. Das Protein besteht zu 50 % aus Abwehrstoffen.

Anwendung und Dosierung

Siehe betreffende Textstellen.

⊙ ***Handel:*** Stutenmilch kann im Internet bestellt werden oder bei einem Gestüt in der Nähe nachfragen.

Pferdeschweiß

Ostfriesischer Volksname: Peersweeit
NL: Paardezweet

Ein älterer Patient aus dem ostfriesischen Dorf Ostrhauderfehn erzählte mir von der früher üblichen Behandlung von **Warzen** mithilfe von Pferdeschweiß beim Menschen. Wörtlich sagte er: „wennt Peerd sweeiten deiht, denn wuurn de Steehn met de Worten met de Sweeit invreeven. Un denn gungen de weg." Für Nichtostfriesen: wenn das Pferd schwitzt, dann wurden die Stellen mit den Warzen mit dem Pferdeschweiß eingerieben und die Warzen verschwanden. Im Pferdeschweiß soll Ammoniak enthalten sein, dies könnte dafür verantwortlich sein.

⊙ ***Handel:*** Nicht im Handel erhältlich, nur in einem Pferdestall realisierbar.

Pferdeurin

Ostfriesische Volksnamen: Peermieg, Ruunmieg
NL: Paardeurine

Ein älterer Mann im ostfriesischen Dorf Riepe bei Emden erzählte mir von einer alten Anwendung des Pferdeurins. Gemeint war hier der Urin eines Wallachs, also eines kastrierten Hengstes, bei uns in

Ostfriesland als „Ruun" bezeichnet. Er erzählte, dass es früher bekannt war, dass das Einatmen der Dämpfe des Urins von einem „Ruun" gegen **Erkältung** hilfreich war. Man stellte sich neben dem Wallach und atmete dabei die von unten auf steigende Dämpfe ein. Meistens nutzte man die Zeit, um das Pferd dabei mit einer Bürste zu striegeln. Im Urin des Pferdes soll Ammoniak enthalten sein, dies könnte dafür verantwortlich sein.

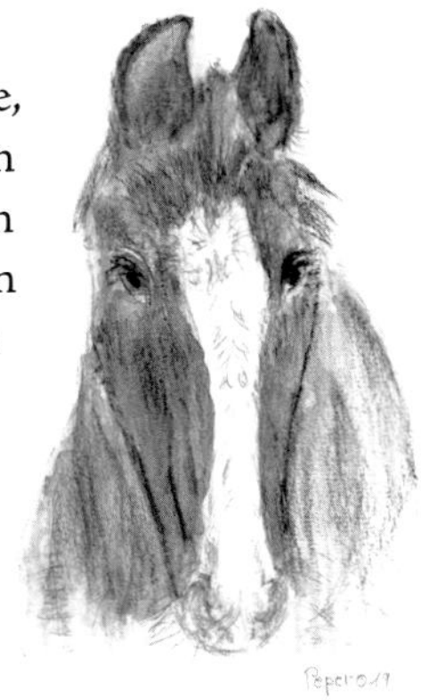

⊙ ***Handel:*** Nicht im Handel erhältlich, nur in einem Pferdestall realisierbar.

Pflaume

gegen Verstopfung

Botanische Bezeichnung: Prunus domestica
Ostfriesische Volksnamen: Plume, Plumboom, Zwetzken
NL: Pruim

Pflaumen und Zwetschgen sind beliebte Hausmittel bei **Verstopfung.** Besonders empfohlen werden die getrockneten Früchte. Nach Jan van Dieken werden diese mit reichlich Wasser gekocht. Mit Vorliebe gibt man das Mittel, wegen seiner milden Wirkung bei **Verstopfung,** auch kleinen Kindern. In Buttermilch gekochte und mit etwas Alaun gemengte Pflaumen wurden früher im Westen Ostfrieslands Kühen gegeben, die unter Beinschäden litten. Nach den Überlieferungen von Jan van Dieken wurde im ostfriesischen Fehngebiet ein Mann, der gerne Pflaumen aß, Plumenhinntje genannt.

Anwendung und Dosierung

2-3-mal täglich 3 Pflaumen essen.

⊙ ***Handel:*** Als Pflaumensaft in der Apotheke Firma Rabenhorst.

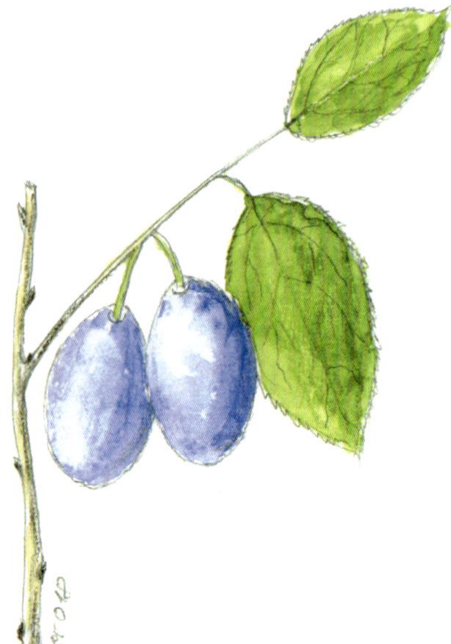

Pflaume (Zwetschke)

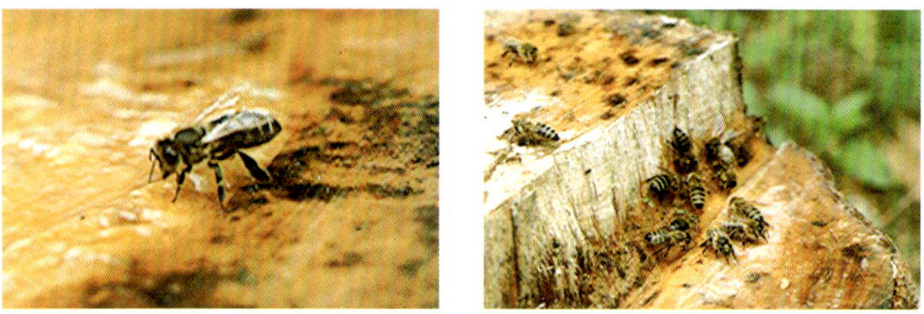

Bienen beim Harz-Sammeln für Propolis

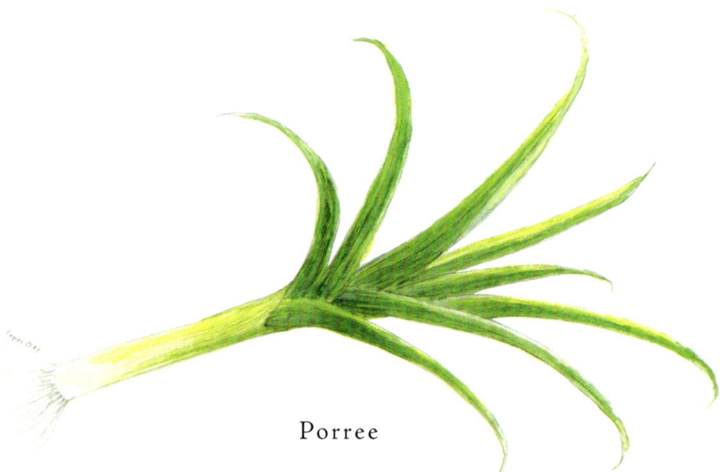

Porree

Porree

gegen Hexenschuss, Bronchialerkrankungen und bei Insektenstichen

Botanischer Name: Allium porrum ampeloprasum
Ostfriesischer Volksname: Prei
NL: Prei

Der Lauch, der auch unter dem Namen Porree bekannt ist, stammt aus dem Mittelmeerraum und wurde aus dem wilden Ackerlauch kultiviert. Bereits in der Antike ernährten sich die Menschen von dem zarten Gemüse. Kaiser Nero bevorzugte ihn wegen seines Senföls. Aus Italien gelangte der Lauch im Mittelalter nach Mitteleuropa und im Altgermanischen war er sogar heilig. Auch bei uns in Ostfriesland und in den benachbarten Niederlanden wird er gerne gegessen.

Heilwirkung, gesundheitliche Vorteile:

In den benachbarten Niederlanden wird eine Auflage vom kurz gedämpften Porree bei „Spit", also bei **Hexenschuss** gebraucht. Der untere weißliche Teil vom Porree wird kleingeschnitten und in einer Pfanne leicht an gedämpft und dann in ein Leinentuch geschlagen aufgelegt und mit einem Handtuch abgedeckt. Die warme Auflage muss mindestens 15 Minuten auf der schmerzhaften Stelle verbleiben.
Auch wirkt der Lauch durch seine antiseptische Wirkung als Kochwasser günstig bei **Bronchialerkrankungen**. Hier wirkt er auch schleimlösend. Der weißliche, untere Teil des Stängels, als Kompresse aufgelegt, lindert sehr rasch **Insektenstiche.**

Es sind da antibakterielle, antivirale und antimykotische Aktivitäten und auch Aktivitäten, die für die Verringerung von Cholesterin verantwortlich sind und das Wachstum schädlicher Enzyme in Leberzellen behindern. Weiterhin enthält Lauch gesunde Mengen an **Folsäure**, die für die Zellteilung notwendig sind und bei der richtigen DNA eine Rolle spielen.

Anwendung und Dosierung

Siehe betreffende Textstellen.

Rezept zur Herstellung von Lauchsirup, zur Anwendung bei Atemwegserkrankungen:

Fein geschnittener Lauch wird 20 Minuten in Milch gekocht.
Dann abseihen und den Lauch mit einem Kartoffelstampfer zu einem Brei zerdrücken. Besser geht es mit einem Pürierstab.
Dann die gleiche Menge Rapshonig hinzu geben.
Gut umrühren, in ein Glas füllen und im Kühlschrank aufbewahren.
Davon 2-3-mal täglich ein Esslöffel voll einnehmen.

Vorsicht! Für Personen mit empfindlichem Magen/Darmtrakt sollte Porree wegen der Reizwirkung auf die Schleimhäute nicht roh gegessen werden.

→ ***Bekannte Inhaltsstoffe:*** Folsäure, Niacin, Riboflavin, Magnesium und Thiamin sorgen für gesunde Knochen. Eisen und Mangan sind als Spurenelemente vorhanden.
Außerdem enthält Porree Schwefel und auch Schleimstoffe. Die Schwefelverbindung Propanthial-S-Oxid verleiht dem Lauch seinen typischen Geruch und Geschmack.
Ein weiterer großer Vorteil ist das Vitamin K, das 52 % des Tagesbedarfs deckt und das Vitamin A, das mehr als 29 % des Tagesbedarfs deckt.

⊙ ***Handel:*** Im Lebensmittel- beziehungsweise Gemüsehandel, sowie in Bioläden. Bioware sollte bevorzugt werden.

Propolis

gegen Entzündungen und gegen Pilzinfektionen

Ostfriesischer Volksname: Propolis, Immenharz
NL: Bijenharz

Das Wort Propolis (stammt aus dem Griechischen und bedeutet Wächter vor der Stadt).

Hier handelt es sich nicht um Wachs, sondern um eine kittartige Substanz, welche von den Bienen aus dem Harz von verschiedenen Bäumen hergestellt wird. Hauptsächlich verwenden die Bienen dabei den harzigen Überzug der Baumknospen, aber auch das austretende Harz von verletzten oder gefällten Bäumen. Im Jahre 1991 gelang es mir tatsächlich die Bienen dabei zu fotografieren (siehe Seite 94). Mit dieser Substanz kleiden die Bienen den Bienenstock von innen aus. Vor und hinter dem Einflugloch bilden die Bienen damit eine Art Fußmatte mit einem **hervorragenden keimtötenden Effekt,** sodass sämtliche Keime, wie zum Beispiel Bakterien und Pilze, die von den Bienen eventuell in den Bienenstock hineingeschleppt werden könnten, gleich abgetötet werden. Aber auch Ritzen, durch die der Wind pfeifen und es in dem Bienenstock kalt werden könnte, werden durch die Bienen mit dem Propolis zugeschmiert und somit abgedichtet.
Wenn im Winter eine Maus in den Bienenstock einbricht, um den Honig zu stehlen, dann wird die Maus von den Bienen erstochen. Die Bienen sind aber nicht in der Lage, die Maus aus dem Bienenstock zu entfernen. Normalerweise würde die Maus dann verwesen und die Luft dermaßen im Bienenstock verpesten, dass der Bienenstock für die Bienen unbewohnbar werden würde. Die schlauen Bienen kleiden den ganzen Mäusekadaver in Propolis ein, sodass die Verwesung aufgehalten wird. Man riecht wirklich nichts und das Fleisch der Maus ist selbst im nächsten Frühjahr, wenn der Imker den Kadaver entdeckt, noch frisch. Insgesamt kann man also sagen, dass Propolis bemerkenswert keimtötend ist.

→ ***Bekannte Inhaltsstoffe:*** Propolis hat über 150 Inhaltsstoffe, die offensichtlich alle an der Wirkung beteiligt sind. Im Wesentlichen sind diese Harze und Bio-Flavonoide.

Abwehrkraft: Die Bioflavonoide aus dem Propolis regen die **unspezifische Abwehr** an.

Anwendungsgebiete: Propolisprodukte wie Tinkturen oder Salben kann man durch die entzündungshemmende und keimtötende Eigenschaft gegen alle möglichen **Entzündungen und Infektionen,** wie zum Beispiel **Hals- und Mandelentzündungen, Erkältungen**, aber auch gegen **Fußpilz, gegen Hühneraugen**, als Zugsalbe und gegen **eiterige Pickel bei Akne** einsetzen.

Als Salbe kann man Propolis auch gegen **Herpes** einsetzen. Die Propolistinktur ist besonders gut zur Therapie von **Darmpilzinfektionen** geeignet.

Homöopathische Anwendungsgebiete: D2 = besonders bei immer wiederkehrenden **Darmpilzinfektionen.** Hiervon werden jeweils 3-mal täglich 5 Tropfen in Wasser eingenommen. Zusätzlich ist hier jedoch eine Antipilzdiät erforderlich.

⊙ ***Handel:*** In der Apotheke Propolis Urtinktur und Propolis Salbe sowie Propolis D2 von der Firma Hanosan.

Anmerkung: Propolissalbe und Propolistinktur werden auch von vielen Imkern in einer guten Qualität angeboten.

Quark

wirkt entzündungshemmend

Ostfriesischer Volksname: Kwark
NL: Kwark

Bei **Entzündungen** und **Schwellungen**, beispielsweise der **Gelenke**, zeigt ein Quarkwickel eine gute Wirkung. Dazu wird Quark auf ein Stück Mulltuch gestrichen und als Auflage für das entzündete Gelenk benutzt und dann mit einem Mullverband fixiert. Auch bei einem **offenen Beingeschwür**, einer **Schleimbeutelentzündung** oder einer **Brustentzündung** leistet dieser Wickel mit seiner entzündungshemmenden Wirkung gute Dienste und ist, wie ich von einer Patientin hörte, bei einer **eitrigen Mandelentzündung** ebenfalls hilfreich, sollte in diesem Fall allerdings einige Stunden auf dem Hals verbleiben.
Eine Auflage mit Quark hilft bei äußerer **Wundheit der Scheide** und der **Schamlippen**. Hierzu bestreicht man eine Damenbinde messerrückendick mit Vollfettquark. Sobald der Quark trocken geworden ist, sollte die Binde gewechselt werden.

⊙ ***Handel:*** Quark gibt es überall im Lebensmittelhandel. Biologische Ware sollte jedoch bevorzugt werden.

Rinderknochenbrühe

als Stärkungsmittel

Ostfriesischer Volksname: Rinderbrühe
NL: Runderbouillon

Oma Minchen berichtete mir davon, dass sie bei **schwächenden und auszehrenden Krankheiten** früher oft eine **kräftigende Rinderbrühe** bekommen habe. Und das sie sich diese Brühe noch heute ab und zu machen würde. Nach ihrer Ansicht ist es wichtig, dass die Rinderknochen so lange ausgekocht werden, bis das anhaftende Fleisch so weich gekocht ist, dass es abfällt. Auch erwähnte sie, dass Porree unbedingt mit gekocht werden müsse.

Anwendung und Dosierung

Siehe betreffende Textstellen.

⊙ ***Handel:*** In jeder Landschlachterei erhältlich.

Rindertalg

Ostfriesische Volksnamen: Ungeel, Ongeel
NL: Rundervet

Ein hochbetagter Ostfriese aus dem südlichen Ostfriesland erzählte mir, dass früher die „Alten" immer gesagt hätten, dass Rindertalg gut gegen **Gelenkbeschwerden** sei und das man dabei täglich ein Stück Rindertalg, etwa von der Größe einer Walnuss, essen müsse. Die Patienten berichteten dabei vorher häufig von einer **Steifigkeit in den Gelenken**. Der Rindertalg muss dafür unbedingt ausgelassen angewendet werden. Man kann ihn auch unter das Essen mischen oder auf das Brot streichen. Rindertalg wurde und wird ähnlich wie Schweinefett, auch bei **Brustkatarrh** und **Bronchitis** angewendet. Hierzu wird ein Lappen (möglichst ein Leinenlappen), in ausgelassenem Rindertalg getaucht und so heiß wie möglich auf die Brust gelegt, mit einem Handtuch abgedeckt und über Nacht darauf gelassen. Dies wurde mir aus verschiedenen Gegenden in Ostfriesland mitgeteilt, sogar aus dem friesischen Dorf Erichswarfen wurde mir von dieser Anwendung berichtet.

Eine ältere Frau aus dem ostfriesischen Urlaubsort Detern erzählte mir, dass Rindertalg in der Lage sei, **eitrige Wunden zu reinigen.** Dies sei besonders dann sehr wichtig, wenn sich **Schlacken in der Wunde** befinden. Diese alte Ostfriesin sagte, dass Rindertalg die Wunde von Grund auf heilen würde. Rindertalg hilft nach den Aussagen einer alten Bäuerin aus dem ostfriesischen Uplengen auch bei **rissigen Fingern** und wird angewärmt aufgetragen und in die Risse geschmiert, wörtlich „in de Busten smeert". Sie erzählte dies sehr überzeugend und sagte: „dat helpt heel good door kannst du die up verlaten".

> ***Anmerkung:*** Rindertalg wird von Magenkranken allerdings nicht so gut vertragen.

Anwendung und Dosierung

Siehe betreffende Textstellen.

⊙ ***Handel:*** In jeder Landschlachterei auf Anfrage erhältlich, wird meist frisch, also nicht ausgelassen, angeboten. So ist der Rindertalg aber völlig unbrauchbar, er muss unbedingt ausgelassen werden.

Ringelblume

zur Wund- und Narbenbehandlung, bei Insektenstichen u. a.

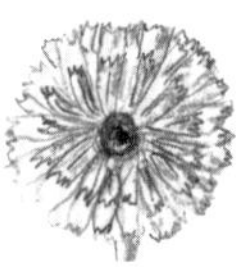

Botanische Bezeichnung: Calendula officinalis
Ostfriesische Volksnamen: Goldjes, Goldjebloem, Macholtjes
NL: Goudsbloem

Bis heute stellen einzelne Bauern mit „Swienfett" (Schweinefett) als Salbengrundlage daraus eine Ringelblumensalbe (Rezept im ersten Buch) her, die ausgezeichnet zur **Wundheilung** geeignet ist. Ein Tee aus den Blüten und Blättern galt als **magenstärkend** und wurde auch bei **Blähungen** und **Gefühl von Kneifen in der Magengegend** innerlich eingenommen. Die Salbe hilft auch bei **Prellungen, Blutergüssen** und **Verstauchungen** sehr gut. **Hautpilzerkrankungen,** vor allem bei **Fußpilz zwischen den Zehen,** können mit der Ringelblumensalbe mit sehr guter Wirkung behandelt werden. Bei **Insektenstichen** benutzte meine Mutter eine selbst gemachte Ringelblumentinktur zum Einreiben, mit der die **Schwellung** bzw. **Entzündung** rasch abklingt und der quälende **Juckreiz** nachlässt.

→ ***Bekannte Inhaltsstoffe:*** Calendula-Sapogenin, Saponine, Carotinoide, Xanthophylle, Glykoside sowie Bitterstoffe, Schleime, Fermente und organische Säuren.

Anwendung und Dosierung

Teezubereitung: 1-2 Teelöffel Ringelblumenblüten mit ¼ Liter kochendem Wasser überbrühen, 10 Minuten ziehen lassen und abseihen. 3-mal täglich 1 Tasse trinken.

Weitere Anwendungen: Siehe betreffende Textstellen.

⊙ ***Handel:*** In der Apotheke ist die Salbe als „Unguetum Calendulae" bzw. als „Calendula Salbe" (DHU), der Tee als „Flores Calendulae" sowie eine Tinktur als „Tinctura Calendulae". Im freien Handel unter Ringelblumenblüten.

Roggen

bei Magenschleimhautentzündungen, Magengeschwüren und anderen Beschwerden

Botanische Bezeichnung: Secale Ceresle
Ostfriesischer Volksname: Roag
NL: Rogge

Nach den von Jan van Dieken gesammelten Berichten wurde zur Behandlung von **Ohrenentzündungen** eine Auflage aus gebratenem Roggenbrot benutzt. Das Brot wurde geröstet und dann so heiß wie möglich auf das Ohr gelegt und mit einem Handtuch fixiert.
Oma Minchen erzählte mir einmal die Geschichte eines Mannes aus dem ostfriesischen Uplengen, der an einer **Magenschleimhautentzündung** mit **Magengeschwür** litt und außerdem ein **Zwölffingerdarmgeschwür** hatte, sodass er fast nichts mehr essen und zuletzt noch nicht einmal mehr schlucken konnte. Der alte Sanitätsrat Dr. Jilden in dem alten

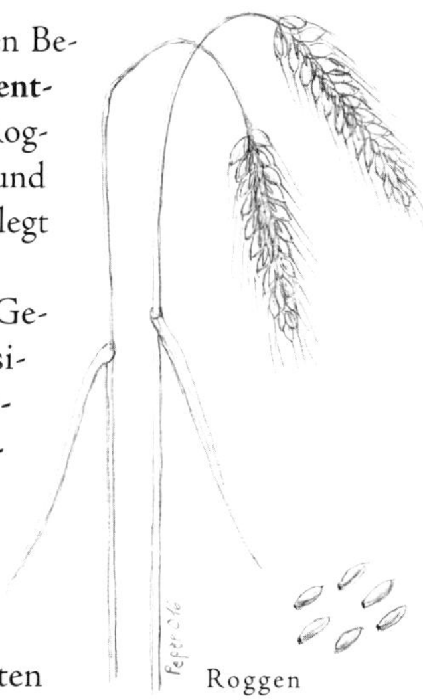

Roggen

Geestdorf Remels empfahl ihm, grob geschrotetes Roggenmehl mit etwas Salz in Wasser zu einem Brei zu kochen – dem sogenannten „Roggenflupp" – und regelmäßig zu sich zu nehmen. Der Mann begann nun, den Roggenbrei regelmäßig zu essen, was ihm nur mit einem Teelöffelchen gelang, weil er nur sehr geringe Mengen schlucken konnte. Die Magenschmerzen ließen allmählich nach, bis sie schließlich gänzlich verschwanden, und auch für das Magengeschwür fand sich später kein Nachweis mehr. Ich möchte anmerken, dass ich den Hinweis „nicht schlucken können" zunächst vorsichtig so übersetzte, dass dieser Brei auch bei einer **Speiseröhrenentzündung** von Nutzen sein könnte. Später habe ich festgestellt, dass er auch in solchen Fällen tatsächlich sehr gut hilft. Wie mir Oma Minchen versicherte, sorgt der Roggenbrei außerdem für einen **geregelten Stuhlgang**, was durch seinen hohen Anteil an Ballaststoffen erklärbar ist. Aus diesem Grund kann man durch das regelmäßige Essen des Roggenbreis auch Beschwerden durch **Hämorrhoiden** lindern. Gegen **Abmagerungszustände** ist der Brei ebenfalls wärmstens zu empfehlen.

Zubereitung des Roggenbreis „Roggenflupp":

2 Becher grob gemahlenes beziehungsweise geschrotetes Roggenmehl mit etwas Salz in 1 Liter kochendes Wasser rühren und bei kleiner Hitze etwa 2 Stunden köcheln lassen. Der Brei muss öfter umgerührt werden, wobei man immer wieder etwas Wasser hinzufügt, da er sonst sehr leicht anbrennt. Der fertige Brei wird anschließend auf einem tiefen Teller angerichtet und nach alter ostfriesischer Tradition mit etwas kalter Milch übergossen. So serviert kennen ihn die Ostfriesen als „Roggenflupp mit Melk derup".

In manchen Gegenden wurde der „Roggenflupp" statt mit Wasser auch mit „Karnemelk" (Buttermilch) gekocht.

→ ***Bekannte Inhaltsstoffe:*** Fette, Mineralstoffe wie Kalzium (35 mg), Kalium (510 mg), Magnesium (90 mg), Phosphor (335 mg), Natrium (4 mg), sowie ein geringer Gehalt an Zink (2,9 mg), die Spurenelemente Mangan (2,9 mg) und Kupfer (0,39 mg). Roggen weist außerdem einen hohen Vitamingehalt auf, vor allem Vitamin E mit einem Anteil von 2000 µg, dazu Vitamin B3 (170 µg) und B6 (335 µg). Ferner sind Nikotinsäure (1800 µg), Pantothensäure (1500 µg) sowie Folsäure (145 µg) enthalten.

Anwendung und Dosierung: Siehe betreffende Textstellen.

⊙ ***Handel:*** Roggen und Roggenmehl sollte man möglichst im Bioladen oder im Reformhaus kaufen.

Rote Beete

bei Fieber, Erkältungen, Lungenerkrankungen, Eisenmangel, Durchblutungsstörungen und anderen Beschwerden

Botanische Bezeichnung: Beta vulgaris var. conditiva
Ostfriesische Volksnamen: Robäit, roode Baiten
NL: Rode Biet

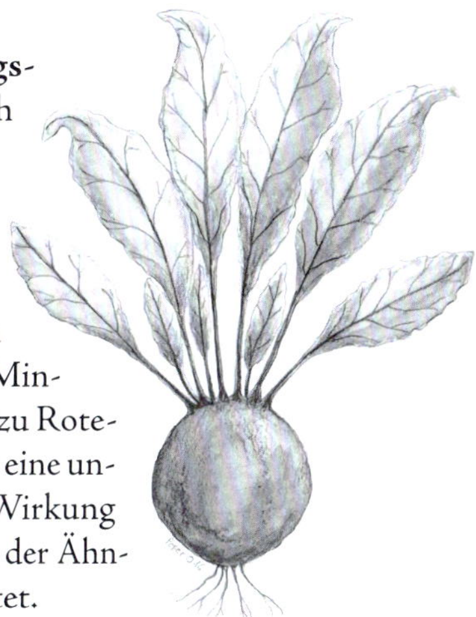

Rote Beete

Rote-Beete-Saft hilft bei **Durchblutungsstörungen** und **Eisenmangel.** Da er auch die Transportfähigkeit der roten Blutkörperchen für Sauerstoff verbessert, verhilft er auch zu einer besseren **Sauerstoffversorgung.** Zusätzlich kann dazu ein Tee aus den Blüten und Blättern des Weißdorns getrunken werden. Oma Minchen riet auch bei **Fieber** und **Blutarmut** zu Rote-Beete-Saft. Tatsächlich steckt in der Rübe eine unglaublich starke Kraft. Die blutbildende Wirkung wurde nach der alten Signaturenlehre aus der Ähnlichkeit des roten Saftes mit Blut abgeleitet. Moderne Forschungsergebnisse haben gezeigt, dass die in dem Saft enthaltenen Farbstoffe, sogenannte Anthocyane, **krebshemmend** wirken. Selbst bei **Leukämie** (CLL) ist ein Einsatz von Rote-Beete-Saft sinnvoll. Da Holundersaft dieselbe Wirkung hat, sind beide Säfte zur unterstützenden Behandlung derart schwerer Erkrankungen geeignet.

→ ***Bekannte Inhaltsstoffe:*** Eisen, Anthocyane (Farbstoffe), Kalium und geringe Mengen an Magnesium.

⊙ ***Handel:*** Im Lebensmittelhandel erhältlich. Bioware ist zu bevorzugen.

Rotkohl

zum Waschen entzündeter Wunden und bei Eisenmangel

Botanische Bezeichnung: Brassica oleracea var. Capitata rubra
Ostfriesischer Volksname: Roodekool
NL: Rode Kool

Rotkohl ist in Ostfriesland sehr beliebt und wird gekocht, aber auch roh als Salat gegessen und dazu mit Zwiebeln, Essig, Öl und Kräutersalz angerichtet. Damit es so richtig lecker wird, lässt man es über Nacht ziehen. Aber auch als Heilmittel wurde Rotkohl häufig eingesetzt. Bei Jan van Dieken (1893-1971) ist nachzulesen: „Wenn eine **Wunde entzündet** war, legte man in Brunnenwasser gekochte (blanchierte) Rotkohlblätter auf oder/und wusch die Wunde mit dem Rotkohlwasser. Dies galt früher bei uns in Ostfriesland bei Mensch und Tier als sehr wirksam". Weiter heißt es dort, dass man „die Auflage mit den gekochten, blanchierten Rotkohlblättern auch bei **Geschwüren**" anwendete.
Wie der alte ostfriesische Heilpraktiker Willem Scharrel angab, kann Rotkohl bei **Eisenmangel** als Ersatz für Rote Beete benutzt werden, wenn man mehrmals in der Woche eine ordentliche Portion kocht oder ihn als Salat zu sich nimmt, der mit Essig, Öl und Zwiebeln zubereitet wird.
Früher braute man gegen Lungenkrankheiten aus Rotkohlsaft, Safran und Honig einen Sirup, der besonders gut gegen **Husten, Heiserkeit und Schnupfen,** sowie gegen chronische Katarrhe war.

Rotkohlsirup-Rezept

½ Liter gefilterter Rotkohlsaft
3 g Safran
jeweils 250 g Vollrohrzucker und Honig
Dieser Sirup wird bis zum eindicken gekocht.

Dosierung: 3-mal täglich einen TL in einer Tasse Hustentee.

Besonders bei empfindlichen und schwächlichen Patienten soll diese Behandlung sehr erfolgreich sein.
In einem anderen Rezept wird nur ¼ Liter Rotkohlsaft und 250 g Vollrohrzucker aber kein Honig angegeben.

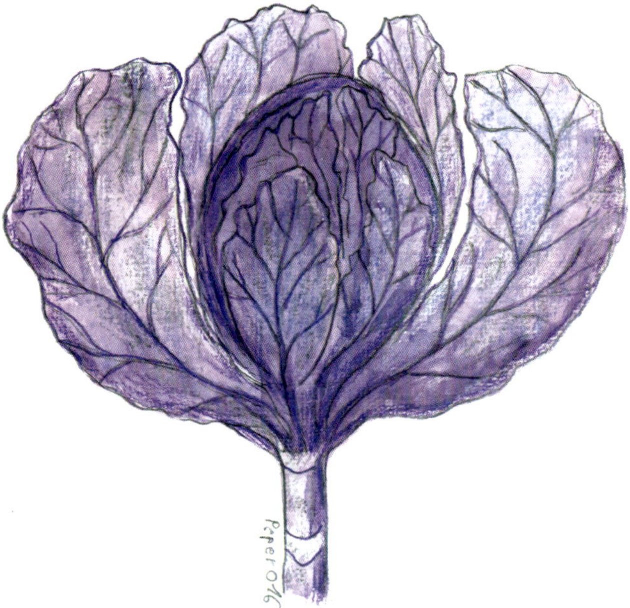

Rotkohl

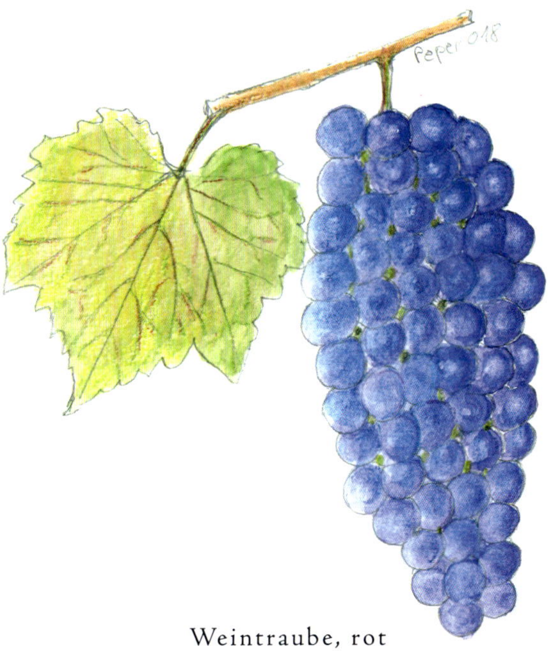

Weintraube, rot

→ ***Bekannte Inhaltsstoffe:*** Rotkohl enthält natürliches Chlor (100 mg auf 100 g), was seine sehr gute desinfizierende Wirkung erklärt. Durch seinen relativ hohen Vitamin-C-Gehalt (50 mg) kann das mit immerhin 0,5 mg enthaltene Eisen sehr gut aufgenommen werden. Sein geringer Gehalt an Natrium (4 mg), bei einem recht hohen Kaliumgehalt, (267 mg) macht den leckeren Rotkohl zu einem nierenfreundlichen Gemüse.

⊙ ***Handel:*** Im Lebensmittel- beziehungsweise Gemüsehandel sowie in Bioläden. Bioware sollte bevorzugt werden.

Rotwein

als Stärkungsmittel und anderen Beschwerden

Lateinische Bezeichnung: Vitis vinifera
Ostfriesischer Volksname: Roodwijn
NL: Rode wijn

Zu Heilanwendungen mit Rotwein sind in Ostfriesland einige sehr interessante Berichte zu finden. Zur **Stärkung nach einer Grippe** nahm man früher ein mit etwas Zucker oder Salz und Rotwein verquirltes Ei ein. Dasselbe Mittel galt auch bei **Durchfall** als wirksam. Ein Mann aus dem benachbarten Ammerland erzählte mir, dass es dort auch heute noch verbreitet sei, bei **Verbrennungen am Finger** den betroffenen Finger in ein Glas Rotwein zu tauchen, wodurch der Schmerz sehr schnell nachlässt.

⊙ ***Handel:*** Im Getränkehandel. Bioware ist zu bevorzugen.

Rum

wirkt erwärmend und kräftigend bei Schwäche

Ostfriesischer Volksname: Rum
NL: Rum

Rum wird aus Zuckerrohr hergestellt, die erste urkundliche Erwähnung fand das Getränk um 1650 als „Rumbouillon" (englisch etwa: großer Tumult) sowie am 8. Juli 1661 durch den Gouverneur

von Jamaika. Bereits 1667 wurde dieses Getränk auf Französisch als „Rhum“ bezeichnet. Durch die sogenannte Westindienflotte, die ihren Sitz im 18. Jahrhundert im damals dänischen Flensburg hatte, gelangte der Rum dann nach Europa und somit über unsere Häfen auch nach Ostfriesland. Besonders bei unseren ostfriesischen Seefahrern wurde der später auch direkt importierte Rum sehr beliebt. Bei den Seeleuten, die die nordischen Meere, besonders während der Walfängerzeit, aber auch danach befuhren, galt der Rum als Medizin, weil man mit einem Grog den **durchgefrorenen Körper wärmen** konnte. Man konnte damit auch den **Körper zum Schwitzen bringen** und so die **krankmachende Kälte aus dem Körper treiben**. Immer wieder machten mich ältere Ostfriesen darauf aufmerksam, dass Grog oder Tee mit einem Schuss Rum auch außerordentlich hilfreich ist, wenn man nach einer **Grippe sehr geschwächt** ist und nicht wieder auf die Füße kommt und besonders dann, wenn einem dabei **ständig kalt ist**. Auch bei **Magenverstimmungen** mit einem **Kältegefühl im Magen,** wurde Rum gelegentlich von älteren ostfriesischen Bauern und Fischern erwähnt. Sowohl die zurück bleibende Schwäche nach einer Grippe, als auch **Kältegefühl im Körper** und im Magen habe ich an meinem eigenen Körper selbst erlebt und mit Rum im Tee erfolgreich behandelt.
In den benachbarten Niederlanden wurde Strohrum mit dem Finger an die Zähne gerieben um **Zahnschmerzen** zu lindern.

Anwendung und Dosierung

Siehe betreffende Textstellen.

Runkelrübe

gegen Husten

Botanische Bezeichnung: Beta vulgaris
Ostfriesischer Volksname: Runkelröv

Die Wildform der Runkelrübe, Klippenkohl kommt noch heute auf der Insel Helgoland vor. Von dieser Wildform stammt auch der Mangold ab.

Nach Jan van Dieken wurde die Runkelrübe von den ostfriesischen Kindern gelegentlich zur Herstellung von drolligen Tier- und Menschenfiguren verwendet. Ausgehöhlte Runkelrüben wurden als Martinilichter „Kipkappkögels" benutzt. Mitunter schnitzte man auch Augen, Mund und Nase hinein, sodass sie von innen durch die Kerze beleuchtet, doch recht gespenstisch aussahen. Dafür wurden und werden neben der Runkelrübe natürlich auch Kürbisse verwendet. Nach Jan van Dieken's Überlieferungen wurden früher Runkelrübensamen mit etwas Knoblauch und Milch gegen **Bauchschmerzen** eingenommen. Im Süden Ostfrieslands liegt Großwolde, dort erzählte mir auf einem Vortrag eine alte Ostfriesin, dass man die Runkelrübe auch gegen **Husten und Bronchitis** verwendet habe. Hierzu müsse man die Runkelrübe aushöhlen und mit fein zerhackten Zwiebeln und mit kleinen braunen Kluntjes füllen und ein paar Stunden (am besten über Nacht) auf dem Ofen, auf einem alten Teller, stehen lassen. Den sich bildenden Saft müsse man einnehmen. Sie sei selbst früher damit behandelt worden und es hätte ihr prima geholfen. Nach meinen eigenen Erfahrung kann ich die Wirkung des Runkelrübensirups gegen Husten bestätigen.

Anwendung und Dosierung

Siehe betreffende Textstellen.

Sahne

lindert Verbrennungsschmerzen im Mund

Ostfriesischer Volksname: Rahm
NL: Room, Slagroom

Oma Minchen erzählte mir, dass das Schlürfen von kalter, süßer Sahne deutliche Linderung bringt, wenn man sich durch zu heiße Speisen oder Getränke den Mund oder die **Zunge verbrannt** hat. Auch das Lecken an einem Stück kalter Butter hilft dagegen. Eine Frau aus Emden erzählte mir, dass Sahne auch gegen **Wespenstiche** hilft. In ihrer Kindheit sei sie bei einem Besuch bei ihrer Großtante einmal von einer Wespe gestochen worden und ihre Großtante habe den Wespenstich sogleich behandelt, indem sie den Rahm von der

Milch abschöpfte und die Stichstelle damit einrieb. Mein Großvater gebrauchte den Rahm der Milch früher als **Haargel** zum Einreiben und Festigen seiner Haare.

⊙ ***Handel:*** Im Lebensmittelhandel.

Salbei

bei Mandelentzündungen, Herpes, gegen übermäßiges Schwitzen und andere Beschwerden

Botanische Bezeichnung: Salvia officinalis
Ostfriesischer Volksname: Selve
NL: Salie

Gegen **Halsschmerzen** und **Heiserkeit** trank man früher heißen Salbeitee, der abgekühlt **als Gurgelmittel oder als Mundspülung bei Mandelentzündungen** benutzt wurde. Der Hinweis auf diese Anwendung findet sich in der Blüte des Salbeis, die eine erstaunliche Ähnlichkeit mit einem menschlichen Rachen aufweist.
Innerlich Eingenommen wirkt ein heißer Salbeitee sehr gut gegen **übermäßiges Schwitzen**. Bei **Herpes** können die betroffenen Stellen zusätzlich mehrmals täglich mit dem Tee betupft werden. Der Tee ist auch gut zum **Abstillen** geeignet.

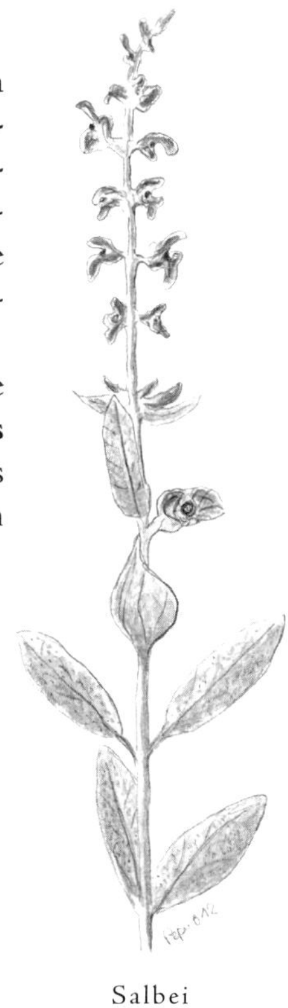

Salbei

→ ***Bekannte Inhaltsstoffe:*** Ätherisches Öl, Gerbstoffe und Bitterstoffe sowie Flavonoide.

Anwendung und Dosierung

Teezubereitung: 2-3 TL Salbeiblätter mit ¼ Liter kochend heißem Wasser übergießen, 5-10 Minuten ziehen lassen und abseihen. 3 Tassen täglich trinken.

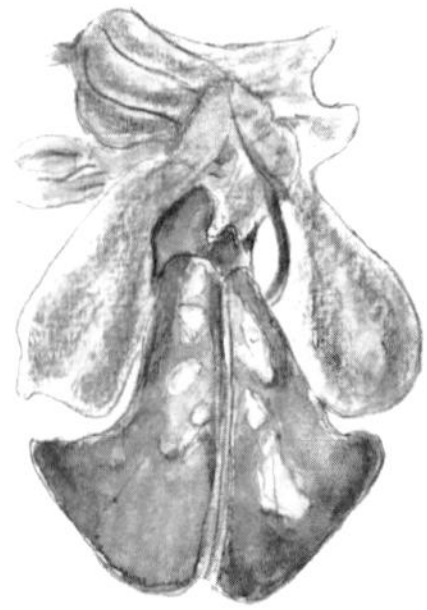

Salbeiblüte

Mengenangabe für 1 Liter: 2-3 EL (Tierheilkunde).

Weitere Anwendungen: Siehe betreffende Textstellen.

⊙ ***Handel:*** In der Apotheke als „Folia Salviae" und im freien Kräuterhandel als „Salbeiblätter" erhältlich.

Salz

als Fußbad bei Schwellungen durch eine Verstauchung und anderen Beschwerden

Ostfriesischer Volksname: Solt
NL: Zout

Bei **Schwäche- und Ohnmachtsanfällen** streute man den betroffenen Personen früher etwas Salz auf die Zunge, die sich dadurch schneller erholten. **Schwellungen nach einer Verstauchung** behandelte man früher mit einem heißen Salzwasserbad. Ich kann mich noch erinnern, dass ich in meiner Kindheit einmal selbst so behandelt wurde, als ich beim Brombeeren sammeln von einer Wallhecke gestürzt war und mir dabei den Knöchel verstaucht hatte. Damals lebte in dem kleinen Dorf Meinertsfehn in der Gemeinde Uplengen noch ein Knochenbrecher, der von allen „Bernd Büx" genannt wurde. Er untersuchte den geschwollenen Knöchel und kam dann zu dem Schluss: „Dor kann ick so nix an maken. De Foot musst du erst in heete Soltwater baden – so heet as dat man kann" („Da kann ich so nichts machen. Den Fuß musst du zuerst in heißem Salzwasser baden – so heiß wie möglich"). Sein Rat erwies sich als richtig, denn nach dem heißen Salzwasserbad ging die Schwellung erstaunlich schnell zurück, und der Schmerz ließ nach. Danach war das Einrenken für den erfahrenen Knochenbrecher kein Problem mehr. Auch später, als ich schon längst Heilpraktiker war, hörte ich diesen Tipp auf meinen Vorträgen immer wieder von alten Ostfriesen, die

sich darüber einig waren, dass der Behandlungserfolg sehr davon abhängt, ob das Badewasser tatsächlich sehr heiß war. Mancher Leser mag jetzt skeptisch einwenden, dass dies so gar nicht funktionieren kann, da man die Verletzung doch kühlen müsse. Mein Rat: Probiert es einfach aus und macht eure eigenen Erfahrungen.
Von weiblichen Patienten, bei denen es sich meist um ältere ostfriesische Bäuerinnen handelte, hörte ich immer wieder von einer alten Anwendung, die sehr gut gegen **Hals- und Mandelentzündungen** helfen soll. Dazu wird 1 EL Salz in einem Glas mit kochendem Wasser aufgelöst. Die leicht abgekühlte, aber immer noch heiße Lösung benutzt man dann zum Gurgeln. Es kann gewöhnliches Speisesalz oder auch Meersalz benutzt werden. Krankmachendes Jodsalz hat weder in der Heilkunde noch in der Küche etwas zu suchen. Ja, Sie haben völlig richtig gelesen: Durch meine langjährige Erfahrung als Heilpraktiker bin ich überzeugt, dass Jodsalz krank macht und vor allen Dingen Allergien verstärkt.

Anwendung und Dosierung

Hand- oder Fußbad gegen Schwellungen, Verstauchungen und Verrenkungen: 1 Handvoll Salz mit 3 Liter möglichst heißem Wasser verrühren und zum Baden der Hand oder des Fußes verwenden.

Weitere Anwendungen: Siehe betreffende Textstellen.

⊙ ***Handel:*** Im Lebensmittelhandel.

Sauerkrautsaft

gegen leichte Stuhlverstopfung und anderen Beschwerden

Botanische Bezeichnung: Brassica oleracea
Ostfriesischer Volksname: Suurkrutsaft
NL: Zuurkoolsap

Als ich selbst noch als Smutje (Schiffskoch) zur See fuhr, lernte ich einen netten, alten Kapitän kennen. Dieser kam regelmäßig in die Kombüse, um sich frisch ausgepressten Sauerkrautsaft zu holen, weil – wie er scherzend sagte – sich wenigstens sein **Darm bewegen** müsse, wenn er dies selbst schon nicht täte. Ihm selbst bliebe ja nichts anderes übrig, als den lieben langen Tag auf der Kommandobrücke zu sitzen. Zufrieden erklärte er, dass er den Tipp mit dem Sauerkrautsaft noch von seiner Großmutter bekommen hatte und daher gut auf chemische Abführmittel verzichten könne. Später habe ich diesen Tipp oft weitergegeben, der bei **leichter Stuhlverstopfung** tatsächlich sehr gut hilft. Sauerkraut ist außerdem ein gutes Mittel bei **Eisenmangel** und passt deshalb zu Patienten mit blasser Gesichtsfarbe. Auch verbessert es die **Darmflora**.

→ ***Bekannte Inhaltsstoffe:*** Vitamin C, durch Fermentation entstandenes Vitamin B12, Kalium, Eisen, Cholin und Milchsäure.

Anwendung und Dosierung

Sauerkraut auspressen und von dem Saft 2-3-mal täglich ein Likörglas möglichst vor dem Essen trinken. Fertiger Sauerkrautsaft hilft ebenfalls.

⊙ ***Handel:*** Sauerkraut und Sauerkrautsaft bekommt man im gewöhnlichen Lebensmittelhandel und in Reformhäusern. Bioware sollte bevorzugt werden.

Sauerteig

bei Frost und Kälteschäden

Ostfriesischer Volksname: Suurdeeg
NL: Zurdeeg

Jan van Dieken berichtet uns hier über eine Anwendung von Sauerteig aus dem südlichen Ostfriesland wie folgt.

Kamen bei der Behandlung von **Wunden an den Beinen Frost- und Kälteschäden** hinzu, so legte man Sauerteig auf. „Sovöl oller, sovöl beter". Für Nichtostfriesen: soviel älter, desto besser.

⊙ ***Handel:*** In Bioläden und in Reformhäusern als Trockensauerteig erhältlich.

Schafskot und Schafsurin

bei Lungenentzündung

Ostfriesischer Volksname: Schaapsköddels un Schaapsmieg
NL: Schapenkeutels en Schapenurine

In dem kleinen ostfriesischen Dorf Deternerlehe hörte ich von der Geschichte eines jungen Mannes, der vor vielen Jahren einmal todkrank und geschwächt gewesen war und außerdem fast jede Woche eine Lungenentzündung erlitt. Jedes Mal wurde ihm dann in Milch gekochter Schafskot verabreicht, der zu diesem Zweck immer auf dem Deich in Südgeorgsfehn gesammelt wurde, da er möglichst frisch verarbeitet werden musste. Der Vater erzählte, dass sich die Milch beim Kochen grünlich verfärbte und sich die **Lungenentzündung** bereits einen Tag nach der Einnahme dieser Milch deutlich besserte: „Ant anner Dag kunn man all marken, wo dat weer beter wor." Er fügte noch hinzu: „De Schaapsköddels hebt jedes Mal gaud hulpen" (Die Schafskötel haben jedes Mal gut geholfen). Der Verleger und Autor Theo Schuster aus Leer konnte sich noch erinnern, dass man diese Abkochung mit Sirup süßte.

Bei Lungenentzündungen setzte man jedoch vor allem den Urin von Schafen ein. Diese Anwendung hat sich zum Teil in Ostfriesland bis heute noch erhalten, denn noch immer gibt es Fälle von Patienten mit einer Lungenentzündung, bei denen der Schafsurin von Familienangehörigen sogar heimlich mit ins Krankenhaus gebracht wird. Ich habe viele Berichte über fast hoffnungslose Fälle gehört, bei denen Antibiotika versagten, der Urin beziehungsweise der Kot von Schafen den Patienten jedoch offenbar das Leben gerettet haben. Demnach haben Schafsurin und Schafskot gegen Lungenentzündungen offenbar eine außergewöhnlich gute Wirkung.
Die Anwendung kann auch in homöopathisch potenzierter Form erfolgen, die im Handel allerdings nicht erhältlich ist.

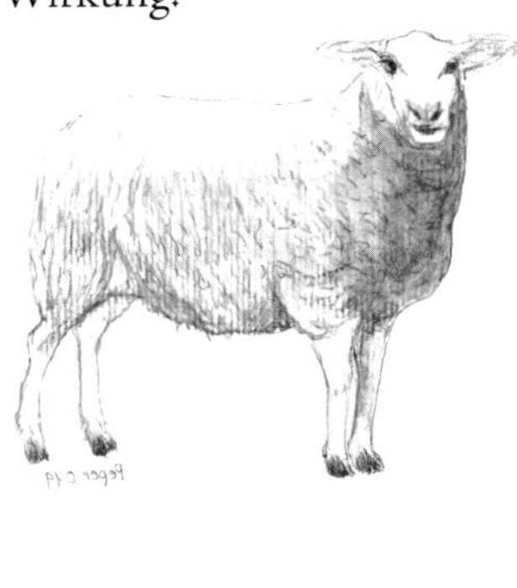

⊙ ***Handel:*** Schafskot und Schafsurin sind im Handel bisher nicht erhältlich und müssen deshalb selbst gesammelt oder von einem Schafzüchter bezogen werden.

Schafwolle

als Auflage bei Schulter- und Nackenschmerzen und anderen Beschwerden

Ostfriesische Volksnamen: Schaapswull, smeerige Wull
NL: Schapenwol

Von einer älteren Patientin aus dem südlichen Ostfriesland hörte ich, dass man bei **rheumatischen Schmerzen** und **Schulter- oder Nackenschmerzen** früher ungewaschene Schafwolle als Auflage benutzte. Diese Auflage zeigt bei **Frostbeulen** und **Ohrenschmerzen** eine gute Wirkung. Bei **rissigen oder entzündeten Brustwarzen** legten sich die Frauen die ungewaschene Schafwolle auch in den BH. Oma Minchen wusste noch, dass diese Auflage auch bei **Rippenfellentzündungen** zur Anwendung kam.

→ ***Bekannter Inhaltsstoff:*** Eucerin (Wollwachs).

⊙ ***Handel:*** Ungewaschene Schafwolle ist nicht im Handel erhältlich. Ein Schafzüchter in ihrer Nähe wird Ihnen sicher gern etwas Wolle überlassen.

Schinken und Schinkenknochenfett

als Stärkungsmittel und gegen Entzündungen

Ostfriesische Volksnamen: Schink/Schinkbunkenfett
NL: Hambottenvet

Der Oldenburger Arzt und volkmedizinischer Forscher Jonas Goldschmidt berichtete 1854 in seinem Buch (S. 100), dass der Hering, wie auch der rohe Schinken in der Volksmedizin als **appetitanregend** und **herzstärkend** in großem Rufe stehen würde. Auch anderes Gesalzenes und Pikantes wurde nebenbei erwähnt. Ein älterer Mann aus dem ostfriesischen Dorf Großefehn erzählte mir von einer alten Rezeptur, welche bei einer **Knochenhautentzündung** angewendet wurde. Wörtlich sagte er, „Dat Schinkbunkenfett vant Swien woor bij Entzündung van de Knoakenhut to inssmeeren bruikt, dat hulp düchtig goat." Für Nichtostfriesen und Nichtammerländer: „Das Fett aus den Schinkenknochen vom Schwein, vor allem das dem Knochen anhaftende Fett wurde bei einer Entzündung der Knochenhaut von außen drauf geschmiert. Das half sehr gut." Von einem ostfriesischen Knochenbrecher erfuhr ich folgendes Rezept: Hierzu müsse man einen Schinkenknochen durchsägen und diesen dann in einem Topf mit Wasser auskochen. Dann könne man einen Lappen in die Brühe eintauchen und diesen auf eine, durch Verrenkung oder Verstauchung **geschwollenes Hand- oder Fußgelenk** oder sonstiges Körperteil auflegen. Bei regelmäßiger Anwendung sei die Schwellung innerhalb von 2 Tagen abgeklungen, sodass das betreffende Körperteil dann eingerenkt werden könne.

Anmerkung: Siehe eventuell auch noch unter Kälberknochen.

⊙ ***Handel:*** Traditionsräucherrei Müller Apen event. Andere Fleischereien.

Schlämmkreide

als Zahnpulver und bei Sodbrennen

Lateinische Bezeichnung: Calcium carbonicum praecip.
Ostfriesischer Volksname: Slemmkried
NL: Geslibt krijt

Schlämmkreide wurde früher von den Ostfriesen in Salben verwendet. Es gab sogar eine Salbe mit dem Fett vom Schweinepenis und Schlämmkreide gegen Frostbeulen. Nach alten Aufzeichnungen der historischen Schwanapotheke (gegr. 1789) in Detern wurde Schlämmkreide früher äußerlich auch als Streupulver und als **Zahnpulver** gebraucht. Innerlich wurde Schlämmkreide auch bei **Sodbrennen** als Antacidum angewendet.

→ ***Bekannter Inhaltsstoff:*** Es handelt sich um gefälltes Calcium carbonat.

Anwendung und Dosierung

Bei innerlicher Einnahme: 0,5 bis 2 g mehrmals täglich.

⊙ ***Handel:*** In der Apotheke unter der Bezeichnung: Calc. Carb. praecip.

Schmierseife

zur wirksamen Behandlung bei entzündlichen und eitrigen Wunden

Ostfriesischer Volksname: Smeerseep
NL: Sachte Zeep, groene Zeep

Schmierseife lässt sich mit ausgezeichneter Wirkung **zum Auswaschen entzündeter, eitriger Wunden** gebrauchen. Dazu bereitet man aus einem EL Schmierseife und 1 Liter kochendem Wasser eine Seifenlösung vor, die mit einem Schneebesen schaumig gerührt wird. Damit die Temperatur für die Haut erträglich wird, gibt man noch etwas kaltes Wasser hinzu. Die Schmierseifenlösung, mit der ich vor etlichen Jahren einmal die eitrige, entzündete Pfote meiner Hündin behandelt habe, nachdem andere Mittel versagt hatten, wirkt beim Auswaschen entzündeter Wunden derart erstaunlich gut, dass ich vom Erfolg dieser Behandlung zutiefst beeindruckt war. Diese Seifenlösung kann bei entzündeten Stellen an den Füßen oder Händen als Hand- beziehungsweise Fußbad verwendet werden. Bei anderen Körperpartien hilft ein in die Lösung getauchtes und leicht ausgewrungenes Mulltuch, das als Packung aufgelegt und mit Mullverband abgedeckt wird.

⊙ ***Handel:*** Schmierseife bekommt man in Supermärkten oder Drogerien.

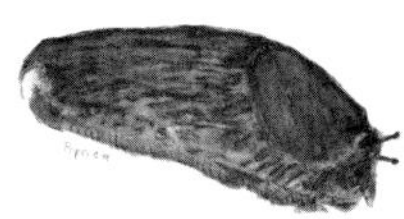

Schnecke

gegen Warzen, als Sirup gegen nächtlichen Husten

Zoologische Bezeichnung: Deroceras reticultum.
Ostfriesischer Volksname: Snigge
NL: Slak

In Ostfriesland gab es früher eigentlich nur die schwarze Ackerschnecke „Deroceras reticultum", deren Bestand im Vergleich zu der inzwischen weitaus häufigeren braunen Schnecke, die vermutlich in erster Linie durch Gärtnereien eingeschleppt wurde, stark abgenommen hat.

Der Schleim der schwarzen Ackerschnecken wurde, wie mir von hochbetagten Ostfriesen mehrfach bestätigt wurde, früher auf **Warzen** aufgetragen. Aber auch **Stickhusten** behandelte man mit Schnecken, wie eine alte Rezeptur zur Zubereitung eines Hustensafts nachweist: „Man sammle 20 Gartenschnecken, koche sie in einem Pfund Bier eine halbe Stunde lang, seihe diese Flüssigkeit durch ein Leinentuch („Linnendoek") und süße sie mit Zucker", lautet eine Anweisung, die mit der Empfehlung endet, circa alle zwei Stunden eine volle Ostfriesenteetasse von dieser Flüssigkeit einzunehmen. Ähnliches ist auch in dem 1854 erschienenen Buch des Oldenburger Arztes und Kenners der Volksmedizin Dr. Jonas Goldschmidt nachzulesen, der dort mitteilt, dass man früher bei **Lungenbeschwerden, hartnäckigem Husten und Verschleimung** auch wohl „Sniggenfett" (Schneckenfett) einnahm.
In den Niederlanden bereitete man aus in braunem Zucker aufgelösten beziehungsweise gekochten Ackerschnecken früher ein Hustenmittel zu, das dort vor allem gegen **Keuchhusten** benutzt wurde (Quelle: „Bösselkatrien heet mien Swien", Schuster/Ter Laan).
Glücklicherweise braucht man den Schneckensirup heute nicht mehr selbst herstellen, sondern kann ihn fertig in der Apotheke kaufen. Der Sirup ist meiner Erfahrung nach bei **Husten, Bronchitis** und **Erkältungen** besonders wirksam, wenn eine **Verschlimmerung der Beschwerden abends oder in der Nacht** eintritt. Er **beruhigt den Hustenreiz** und verhilft so zu einem erholsamen Schlaf.

Leitsymptome für den Schneckensirup sind Stickhusten oder bellender und hohl klingender Husten mit abendlicher oder nächtlicher Verschlimmerung.

Schneckensirup kann auch sehr gut mit Apfelsaft gemischt werden. Nach der alten Signaturenlehre kann man an der Nachtaktivität und den Schleimspuren der Schnecke den Bezug zum nächtlichen Husten mit viel Schleim ableiten.

→ ***Bekannte Inhaltsstoffe:*** Der in der Apotheke erhältliche fertige Schneckensirup enthält außer Schneckenschleim Vitamin C, Ananas, Kastanie, Thymian und Fenchelöl.

⦿ ***Handel:*** In der Apotheke als „Schnecken-Extrakt-Sirup Hotz" (Fa. Cheplapharm), Dosierung: 3-4-mal täglich je 1 TL (5 ml).

Schweinepenisfett

gegen Frostbeulen und Blasen an den Händen

Ostfriesischer Volksname: Swienepiesfett, Swienepäselfett
NL: Varkenspenisvet

Annchen Sanders, eine alte Bäuerin aus Stapelmoor bei Weener, erzählte mir von einer interessanten Anwendung von Schweinefett bei Frostbeulen. Hierfür wurde ein sehr spezielles Fett verwendet. Früher war es bei uns in Ostfriesland üblich, dass man bei Hausschlachtungen, wenn ein Barge (kasterierter Eber) geschlachtet wurde, der Penis mit dem daran hängenden Harnleiter herausgeschnitten und an einen Baum gehängt wurde. Dies diente den Vögeln als Nahrung, welche das anhaftende Fett herauspickten. Besonders die Meisen waren ganz wild darauf. Ich selbst habe dieses in der Kinderzeit noch gesehen.
Genau dieses Fett wurde aber auch abgemacht und in einer Schüssel (Originalton Teeschöddel) auf dem Ofen geschmolzen. Dann wurde Schlämmkreide in dieses Fett gerührt. Die so entstandene Salbe, galt als bestes Mittel gegen **Frostbeulen**. Die Bäuerin erzählte, sie selbst sei früher damit als junges Mädchen, in ihrem Geburtsort Nordgeorgsfehn im ostfriesischen Uplengen, damit erfolgreich behandelt worden. Ich selbst hatte die Gelegenheit, drei Frauen aus Sibirien damit erfolgreich zu behandeln.
Der Bienenexperte und Heilkundige Johann Hinderks aus Elisabethfehn erzählte mir, dass man, wenn man die Stiele und die Griffe der Schaufeln, Spaten u. Forken mit dem Fett vom Swienepies eingerieben habe, **keine Blasen an den Händen** beim Arbeiten bekommt. Eine Patientin aus dem benachbarten Ammerland berichtete mir davon, dass der Schweinepenis mit dem Harnleiter oben am Blitzableiter auf dem Schweinestall aufgehängt wurde. Auch hier diente es als Futter für die Vögel. Nach ihren Angaben waren es ebenfalls vornehmlich Meisen, die hier das Fett ab pickten. Ein älterer bäuerlicher Patient aus der benachbarten niederländischen Provinz Groningen erzählte mir, dass dort früher die Sensen, die Sichten, Sägen und auch die Spaten mit dem Penisfett eingerieben wurden, um so das Rosten zu verhindern. Diese Angabe wurde inzwischen von ostfriesischen und ammerländer Bauern bestätigt. Eine ältere Frau aus Neermoor lieferte dafür auch eine logische Erklärung. Das Fett vom Swienepies wurde

besonders deshalb genommen, weil es ungesalzen war, denn Salz förderte das Rosten, was man ja gerade verhindern wollte. Im Ammerland und in Friesland nannte man den Schweinepenis „Swienepäsel", bei uns in Ostfriesland sagte man „Swienepies".

⊙ ***Handel:*** Im Handel nicht erhältlich, die Zutaten sind in der Schlachterei, die Schlämmkreide in der Apotheke unter der Bezeichnung Calciumcarbonat erhältlich.

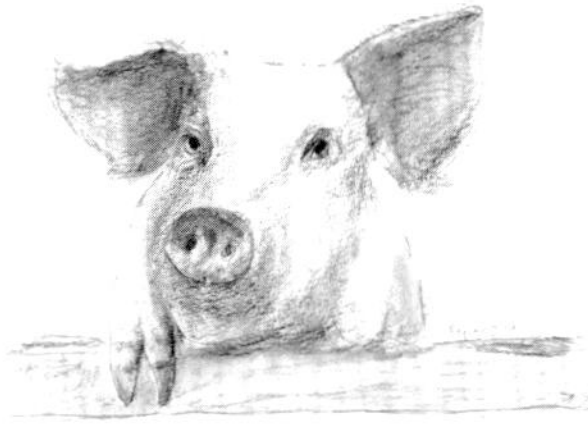

Schweinerüssel

bei geschwollenen Brüsten und anderen Geschwülsten

Ostfriesischer Volksname: Swiensnut, Swienrüssel
NL: Varkenssnoetje

Ein aus alter Butter, Roggenbrot, Schweinerüssel, Bier und Hopfen zusammen gekochter Brei diente nach Jan van Dieken, als Heilmittel bei **geschwollenen Brüsten** und anderen **Geschwülsten.** Man musste von jeder Zutat so viel nehmen, wie das Geschwür groß war und zum Kochen einen neuen Steintopf verwenden.

Anmerkung: Diese Masse riecht recht würzig und hat, einmal auf die Haut aufgetragen, einen starken zusammenziehenden Effekt. Jan van Dieken berichtet in seinem Buch „Der Moorschulmeister" auch über einen sehr interessanten Brotaufstrich auf Buchweizenbrot, der armen, ostfriesischen Moorbewohner. Es hieß „Rack in de Panne", man muss hierfür etwas Speck und Rüssel in der Pfanne braten und ein paar Löffel Buchweizenmehl hinein rühren. Das ergibt einen guten Brotbelag. Dieser ähnelt zwar dem Griebenschmalz, hat aber durch den Buchweizen eine ganz eigene, durchaus leckere Geschmacksrichtung.

Den Speck und den Rüssel sollte man sich vorher in der Schlachterei durch den Fleischwolf drehen lassen, dann in einer Pfanne oder in einem Topf zerlassen und das Fett brutzeln lassen. 2/3 Schweinerüssel und 1/3 fetten Schweinespeck bilden das richtige Verhältnis. Danach muss man so viel, fast fein gemahlenen Buchweizen hinein rühren, bis das Fett noch eben gut flüssig bleibt. Jetzt wird mit etwas Salz und Pfeffer gewürzt. Anschließend füllt man die Masse in Gläser und kann den urostfriesischen Brotaufstrich nach dem Erkalten genießen. Es schmeckt zwar mit Butter auch ganz gut, aber unsere Vorfahren haben es nach der überlieferten Beschreibung ohne Butter gegessen. Das alte Rezept stammt aus der Zeit, als der Preußenkönig Fritz, Ostfriesland beherrschte und wurde damals in der Dorfchronik eines Lehrers, im ostfriesischen Dorf Ockenhausen (Gemeinde Uplengen), aufgeschrieben.

⊙ ***Handel:*** Im Handel nicht erhältlich, die Zutaten sind in der Schlachterei erhältlich.

Schweineschmalz

gegen Husten und Bronchitis und anderen Beschwerden

Ostfriesischer Volksname: Swiensmolt
NL: Varkensvet

Bei **Husten und Bronchitis** sorgt ein Umschlag über Nacht für deutliche Besserung. Hierzu wird ungesalzenes Schweineschmalz messerrückendick auf einen circa 10x10 cm großen Leinenlappen gestrichen und dann ½ TL frisch geriebener Muskatnuss gleichmäßig über das Fett verteilt und eingestrichen. Den Umschlag legt man abends vor dem Schlafengehen auf die Brust, umwickelt ihn mit einem Wollschal und lässt ihn so über Nacht einwirken. Von Gerda Baumfalk hörte ich, dass bei **geschwollenen Lymphdrüsen am Hals** ebenfalls eine Auflage, aus einem mit Schweineschmalz bestrichenen Leinentuch, verwendet wurde, die man mit einem warmen Schal umwickelte.
Oma Minchen erwähnte eine einfache Salbe, mit der die bereits mehrfach erwähnte heilkundige „Oll Geesmöh", die eigentlich Geeske Gerdes hieß, sie als junges Mädchen einmal mit sehr guter Wirkung ihren **geschwollenen und äußerst schmerzhaften Knöchel** behandelt habe. Dazu habe die „Oll Geesmöh" einen gehäuften EL Schweineschmalz mit einem EL Salz und derselben Menge Essig in einen Topf gegeben und unter Rühren erwärmt. Danach habe sie ein Lei-

nentuch hinein getaucht, mit dem sie den Knöchel zuerst großflächig massierte, um ihn dann als Wickel anzulegen. Den Wickel deckte sie mit Pergamentpapier ab und fixierte ihn dann mit einem Tuch (eine größere Socke erfüllt denselben Zweck). „Mit dree dagen kannst du weer in Schoh lopen“ (in drei Tagen kannst du wieder in Schuhen gehen), habe die Oll Geesmöh zum Abschluss gesagt, „un so weer dat dan ook“ (und so war es dann auch), erzählte Oma Minchen.
Der alte Heilpraktiker Willem Scharrel wusste von seinem heilkundigen Onkel Folkert Folkerts noch, dass dieser bei **Halsentzündungen** zu einem Halswickel riet, für den man Schweineschmalz zu gleichen Teilen mit Senf verrührte, um diese Mischung dann auf ein Tuch zu streichen und als Wickel anzulegen. Nach dieser Anwendung sei die Haut etwas gerötet, sodass der Wickel nicht zu lange (5-10 Minuten) einwirken dürfe. Auf einem Vortrag im ostfriesischen Marcardsmoor erzählte mir eine Frau, dass Schweineschmalz auch gut bei einer **Brustentzündung** wirkt, wenn die Brust regelmäßig damit eingerieben wird.

⊙ ***Handel:*** Schweineschmalz gibt es im Lebensmittelhandel. Bioware sollte bevorzugt werden.

Seide, rohe Seide

gegen Nackensteifheit

Ostfriesischer Volksname: Rau Sied
NL: Zijde,ruwe Zijde

Eine ältere Frau aus Carolinensiel, die dort ein Lädchen betreibt berichtete mir, dass eines Tages ein alter Seemann in ihren Laden gekommen sei. Dieser habe nach etwas Seide gefragt und er erzählte, er habe von anderen Ostfriesen gehört, dass rohe Seide gegen **steifen Nacken** helfen würde. Man müsse sie auf die schmerzhafte Stelle auflegen und mit einem Baumwolltuch abdecken. Sie verkaufte ihm die rohe Seide. Eine Weile später betrat der Mann erneut ihren Laden und sagte, dass ihm die Anwendung der rohen Seide sehr geholfen habe.

⊙ ***Handel:*** In Handarbeitsläden.

Senfwickel

bei Erkältungen, Bronchialkatarrh, Entzündungen der Nasennebenhöhlen, Kreislaufschwäche und anderen Beschwerden

Botanische Bezeichnung: Brassica nigra
Ostfriesischer Volksname: Mustert (Mustertwickel)
NL: Mosterd (Mosterdwikkel)

Bei **Erkältungen, Bronchialkatarrh, Entzündungen der Nasennebenhöhlen** und **Kreislaufschwäche** wurde früher in Ostfriesland häufig ein Senfwickel eingesetzt, der auch heute noch gelegentlich angewendet wird. Für den Wickel verrührt man gemahlene Senfkörner mit etwas lauwarmem Wasser und trägt diesen Brei dann auf die Brust oder den Rücken auf, wo er zuerst mit einem Handtuch und dann noch mit einer Wolldecke bedeckt wird. Wie mir der alte Heilpraktiker Willem Scharrel erzählte, pflegte sein Onkel, der Heilkundige Folkert Folkerts, eine Variante dieses Senfwickels bei **Halsentzündungen** anzuwenden. Er habe den Senf dafür zu gleichen Teilen mit Schweineschmalz verrührt und anschließend auf ein Tuch gestrichen, das er dann ebenfalls als Wickel anbrachte. Bei beiden Varianten tritt nach der Anwendung eine leichte Rötung der Haut auf. Der Wickel sollte daher nicht länger als 10 Minuten auf der Haut verbleiben.

Bei sehr empfindlichen Personen kann es durch den Senfwickel und unter Umständen zur Bildung von Pusteln kommen. Die Haut sollte daher nach der Behandlung mehrmals gründlich mit klarem Wasser gewaschen werden.

→ ***Bekannte Inhaltsstoffe:*** Das Glukosid Sinigrin, das durch den Kontakt mit Wasser, durch das gleichfalls enthaltene Ferment Myrosinase, in Allylsenföl und Traubenzucker gespalten wird.

Anwendung und Dosierung

Anwendung des Wickels: Für den Senfwickel mahlt man einen gehäuften EL Senfkörner (am besten gelingt dies mit einer elektrischen Kaffeemühle) und verrührt das Pulver mit etwas lauwarmem Wasser zu einem Brei. Diesen Brei trägt man dann im Brust- oder Rückenbereich auf die Haut auf und bedeckt die Auflage mit einem Handtuch und zuletzt noch mit einer Wolldecke. Für größere Flächen benötigt man etwa 100 g gemahlenen Senf. Der Wickel sollte je nach Empfindlichkeit des Patienten 5-10 Minuten auf der Haut verbleiben. Die nach der Anwendung noch auf der Haut verbliebenen Senfreste müssen gründlich entfernt werden (z. B. mit einem Teigschaber). Danach wird die Haut mit klarem Wasser gründlich abgewaschen.

Anwendung des Senfwickels nach Folkert Folkerts:

Siehe betreffende Textstelle.

Senfwickel bei Nasennebenhöhlenentzündungen: Auch bei einer **Nasennebenhöhlenentzündung** hat ein Senfwickel eine gute Wirkung. Wegen der Nähe zu den Augen sollte diese Anwendung allerdings nur von einem Heilpraktiker beziehungsweise Naturheilarzt durchgeführt werden.

⊙ ***Handel:*** In der Apotheke erhält man weiße Senfsamen als „Semen Erucae“ und schwarze als „Semen Sinapis“. Im freien Kräuterhandel werden die Samen als gelbe, braune oder schwarze „Senfsaat“ vertrieben.

Sepiaschale

als Milchfluss förderndes Mittel

Lateinische Bezeichnung: Os Sepiae
Ostfriesischer Volksname: Seeschuum, Meerschuum
NL: Zeekat, Zeeschuim

Nach den 1854 veröffentlichten Aufzeichnungen des Oldenburger Arztes und volksmedizinischen Forschers Dr. Jonas Goldschmidt gaben unsere heilkundigen Vorfahren und besonders auch die Hebammen, wenn die Milch der Frauen nicht reichlich genug fließen

wollte, innerlich Seeschuum. Es handelt sich also um ein **milchflussförderndes Mittel**. Dr. Jonas Goldschmidt bezeichnete dies als sicherstes Mittel. Es handelt sich hierbei um das knöcherne Gerüst eines in der Nordsee lebenden Tintenfisches. Diese knöcherne, kalkhaltige Schale ist durch Lufteinschlüsse schwimmfähig und wird besonders auf den ostfriesischen Inseln regelmäßig an den Strand gespült. Die Schale besteht nach außen hin aus einer weißgelben Hornmasse und an der Bauchseite aus einer schneeweißen, blättrigen Schicht kohlensauren Kalks, Calcium carbonicum. Sepia ist auch in der Homöopathie bekannt, hier wird jedoch die Tinte verwendet. Als Wirkstoffe sind hier natürlich Calciumverbindungen vorhanden. Wenn man bedenkt, dass Milch viel Calcium enthält, kann man sich die Wirkung recht gut vorstellen.
Sepiaschalen hing man schon zu van Leeges Zeiten in die Käfige der Stubenvögel, damit diese ihre Schnäbel daran wetzen konnten. Auf Juist geschah das oft. Heute ist dies überall üblich, deshalb kann man die Sepiaschalen in fast jeder Zoohandlung erwerben. Otto Lege berichtete darüber, auch selbst schriftlich, im ostfriesischen Jahreskalender von 1933. Er meinte die Sepiaschale ist auch ein gutes Poliermittel für feine Metallsachen. Den zerriebenen Kalk mischte man nach Otto Leege auch Zahnputzmitteln bei, doch wurde der Zahnschmelz bei häufiger Benutzung stark angegriffen. In den benachbarten Niederlanden wurde der Zeeschuim gemahlen und zu gleichen Teilen mit gemahlenen Eierschalen gemischt. Anschließend wurde etwas Zitronensaft hinzugegeben und diese Mischung dann mit Joghurt verrührt. Regelmäßig eingenommen förderte diese Mischung das Wachstum der Fingernägel. Es hilft somit **gegen brüchige Fingernägel**.

Anwendung und Dosierung

Bisher noch unbekannt, da nicht überliefert. Vermutlich dürfte es sich um 2–3-mal täglich 1-2 TL gehandelt haben.

⊙ ***Handel:*** In Tierhandlungen als Kalkschale für Ziervögel, über Kräuter Schulte als ganze Schale gemahlen, unter der Bezeichnung Sepiaschalen gemahlen. Als homöopathisches Mittel in der Apotheke, unter der Bezeichnung Sepia erhältlich. Von mir bevorzugt in D6, D12 oder D30.

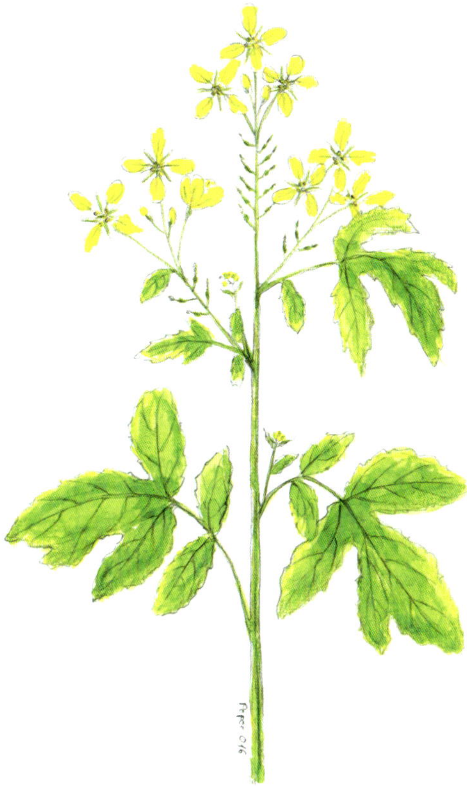

Senf

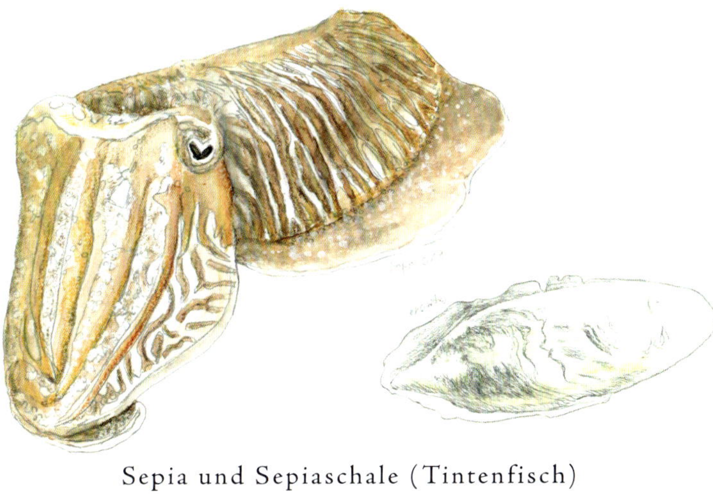

Sepia und Sepiaschale (Tintenfisch)

Socke

bei Hals und Mandelentzündung

Ostfriesischer Volksname: Soock
NL: Socken

Im Süden Ostfrieslands liegt Großwolde. Dort erzählte mir auf einem Vortrag ein alter Ostfriese, dass man eine getragene Socke als Wickel, bei einer **Halsentzündung,** verwendet habe. Da ich diese äußerst seltsame Anwendung nun schon zum 8. Mal gehört habe (zuerst im ostfriesischen Uplengen, in Neudorf), möchte ich sie hier erwähnen. Die getragene Socke wurde hierbei um den Hals gewickelt und mit einem Handtuch oder auch einem Halstuch festgebunden. In der ostfriesischen Krummhörn wurde mir berichtet, dass dort früher bei einer **Hals- und Mandelentzündung** und sogar bei Diphtherie (historisch zu betrachten) frischer Kuhfladen in einem Leinentuch auf den Hals gelegt und mit einer getragenen Socke umwickelt und festgebunden wurde.

Im ostfriesischen Rheiderland wurde mir auf meinen Vorträgen von einer ähnlichen Anwendung berichtet. Hier wurden demnach früher bei einer **Hals- und Mandelentzündung** gekochte Pellkartoffeln zerdrückt, möglichst heiß in eine ebenfalls getragene Wollsocke gefüllt, auf den Hals gelegt und gewickelt und wie oben bereits erwähnt mit einem Hand- oder Halstuch festgebunden.

Im benachbarten Ammerland wurde mir auf meinen Vorträgen ebenfalls von der gleichen Anwendung berichtet. Nach Angaben des emsländischen Ratgeberautoren Lukas Olliges aus Lorup möchte ich hier die folgende Anwendung wiedergeben: In Apfelessig getränkte Socken wurden bei **Fieber** feucht übergezogen und können helfen, das Fieber zu senken. Es empfiehlt sich, wie oben bereits erwähnt, auch hier getragene Socken zu verwenden.

Spinnweben

als blutstillendes Mittel und Pflaster für Wunden

Lateinische Bezeichnung: Aranea diadema (Kreuzspinne)
Ostfriesische Volksnamen: Spinnweeb, Spinnweew
NL: Spinnenweb

Bereits im 19. Jahrhundert berichtet der Oldenburger Arzt Dr. Jonas Goldschmidt, dass man früher Spinnweben als **blutstillendes Pflaster auf frische Wunden** auflegte. Der Verleger Theo Schuster aus Leer berichtete von derselben Anwendung, ebenso wie die Bäuerin Renate Lüken aus Wiegboldsbur im Südbrookmerland und Oma Minchen, die noch hinzufügte, dass Spinnweben bei der Behandlung von Wunden offenbar antibiotisch wirken.

→ ***Bekannte Inhaltsstoffe:*** Spinnweben bestehen aus sehr elastischen Fibrinfäden und enthalten nach Auskunft eines befreundeten Biologen antibiotisch wirksame Bestandteile.

Spitzwegerich

bei Husten, Lungenspitzenkatarrh, Durchfall mit Schleim, eitrige Entzündungen und anderen Beschwerden

Botanische Bezeichnung: Plantago lanceolata
Ostfriesische Volksnamen: Hundstunge, Hundetunge, Hunnbladen, Schapohr
NL: Smalle weegbree

Nach Jan van Dieken galt ein Tee aus Spitzwegerichsamen bei den alten Ostfriesen als wirksames Mittel gegen **Ruhr**, besonders jedoch bei **Durchfall mit Verschleimung**. Eine Abkochung aus Spitzwegerichblättern nahm man bei **Magenbeschwerden** ein. Bei **Husten**, **Keuchhusten** und **Lungenspitzenkatarrh,** ist der Tee aus den Blättern des Spitzwegerichs bis heute beliebt. Häufig wird anstelle der Abkochung aber auch ein Saft eingenommen, der aus den frischen Blättern gepresst wird. Der heilkundige Imker Johann Hinderks gab mir eine Rezeptur zur Herstellung eines Hustensirups, der sich immer wieder als besonders wirksam bewährt hat:

Hustensirup nach Johann Hinderks

Man benötigt 100 g Spitzwegerichkraut, 15 g Huflattichblätter, 1½ EL Rübensirup, ½ kg Rohrzucker und 2,5 Liter Wasser. Der Spitzwegerich, der Huflattich und der Rohrzucker werden abends in kaltem Wasser angesetzt und über Nacht stehen gelassen. Am nächsten Tag wird der Aufguss aufgekocht und danach abgeseiht. Zuletzt wird der Rübensirup hinzugefügt und alles noch einmal kurz aufgekocht. Der noch heiße fertige Hustensirup wird dann in eine Gebrauchsflasche gefüllt.

Das zerquetschte Spitzwegerichkraut, wurde bei **schlecht heilenden Wunden** als Auflage benutzt. Mein Großvater pflegte auch einen sogenannten „Fiek in't Finger", eine **tief sitzende, meist eitrige Fingerentzündung**, bei der die Sehnen und Knochen mit betroffen sind, mit einer breiigen Auflage aus dem frisch gehackten Kraut zu behandeln. Bei **Blasen an den Füßen** benutzte man Spitzwegerichblätter als Einlage für die Schuhe. Als Tee wirkt Spitzwegerich meiner Erfahrung nach sehr gut bei **Durchfall mit starker Verschleimung**, sodass er auch ein geeignetes Mittel bei **Colitis ulcerosa** ist, wobei ich meistens eine Teemischung aus Spitzwegerich und Beifußkraut empfehle.

→ ***Bekannte Inhaltsstoffe:*** Pflanzenschleim, Bitterstoffe, Kieselsäure, sowie das antibiotisch wirkende Glykosid Aucubin.

Anwendung und Dosierung

Teezubereitung: 2-3 TL Spitzwegerichblätter mit ¼ Liter kochendem Wasser übergießen und 10 Minuten ziehen lassen. Danach abseihen und den Tee möglichst mit Rapshonig gesüßt einnehmen.

Dosierung der Tinktur: 3-6-mal täglich 20 Tropfen in Wasser einnehmen.

Dosierung des Sirups: Mehrmals täglich 1 TL oder 1 Kaffeelöffel einnehmen.

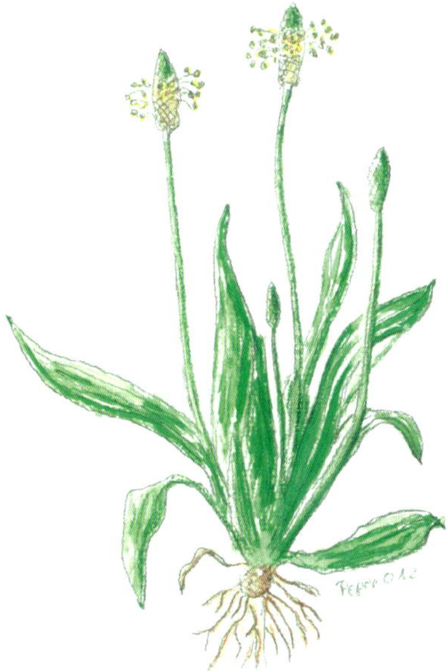

Spitzwegerich

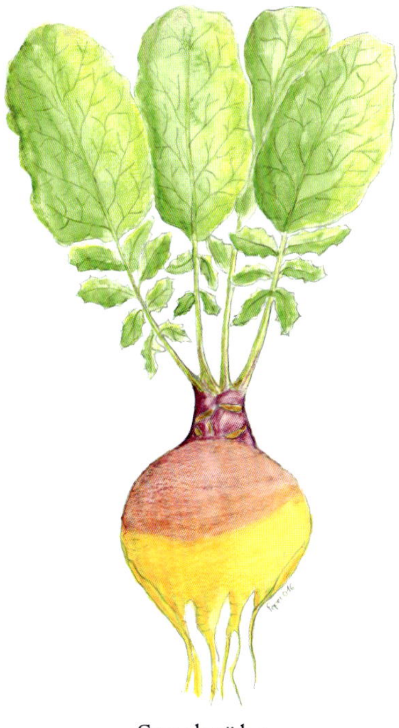

Steckrübe

⊙ ***Handel:*** In der Apotheke erhält man Spitzwegerichblätter als „Folia Plantaginis lanceolatae", den Sirup als „Sirupus Plantaginis lanceolatae" und eine Spitzwegerichtinktur als „Tinctura Plantaginis Lanceolatae" (Firma Caelo). Der freie Kräuterhandel bietet die Blätter unter ihrem deutschen Namen „Spitzwegerichblätter" an. Außerdem ist dort auch eine „Spitzwegerichkraut-Tinktur" (Kräuter Schulte) erhältlich, die unter die Apothekenpflicht fällt.

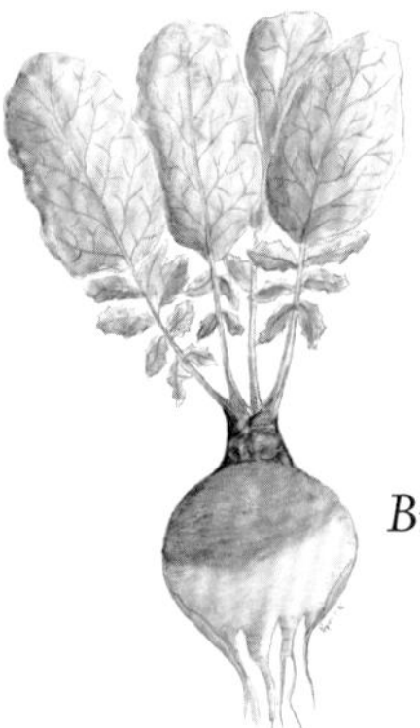

Steckrübe mit Kluntjes

bei Husten und Bronchitis

Botanische Bezeichnung:
Brassica napus em Metzger var. Napo–brassica
Ostfriesischer Volksname: Steckroeve
NL: Koolraab (Knolraab)

Bis weit hinunter in die Dörfer des südlichen Ostfrieslands galt ein Sirup aus „Steckroeven mit Kluntjes" als gutes Mittel gegen **Husten** und **Bronchitis**, wie mir alte Leute immer wieder bestätigten, wenngleich auch die Angaben zur Zubereitung zum Teil voneinander abweichen. In den meisten Gegenden Ostfrieslands höhlte man die Steckrübe aus, um sie mit fein zerstoßenen braunen „Kluntjes" zu füllen. Nach einer Weile bildete sich in der Steckrübe ein „Steckrüben-Kluntje-Sirup", den man bei Husten tee- oder esslöffelweise einnahm. Für die Zubereitung dieses sehr wohlschmeckenden Steckrübensirups, der übrigens auch von Kindern sehr gern eingenommen wird, kann man statt Kluntjes auch Vollrohrzucker verwenden. Einige ältere Frauen erzählten mir von einer Variante, bei der man die Steckrübe in dünne Scheiben schnitt und mit Zucker bestreut ein paar Stunden – am besten über Nacht – stehen ließ. Der sich bildende Saft wurde als Hustensaft benutzt. Eine ältere Frau aus Riepe erinnerte sich noch, dass die mit einem Teller bedeckte Schüssel, mit den gezuckerten Steckrübenscheiben, in eiligen Fällen auf den äußersten Rand des Stangenherds gestellt wurde, um auf diese Weise die Zubereitungszeit durch Wärmezufuhr zu verkürzen.

→ ***Bekannte Inhaltsstoffe:*** Ihr hoher Gehalt an Traubenzucker macht Steckrüben zu ausgezeichneten Energielieferanten. Steckrüben enthalten darüber hinaus viel Kalzium, Kalium, Vitamin C, entzündungshemmende Senföle sowie Beta-Karotin, die Vorstufe von Vitamin A.

Anwendung und Dosierung

Siehe betreffende Textstellen.

⊙ ***Handel:*** Steckrüben erhält man im Gemüsehandel, wobei Bioware bevorzugt werden sollte.

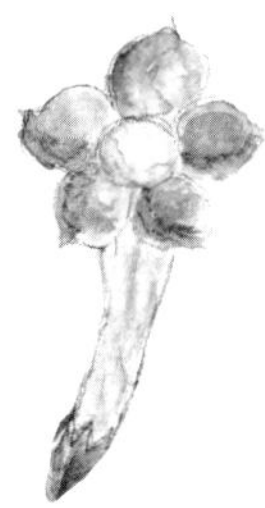

Tabak

wirkt als Auflage blutungsstillend und gegen Läuse

Botanische Bezeichnung: Nicotiana rusticana
Ostfriesischer Volksname: T'back, T'backsbloem
NL: Tabak

Das Rauchen war eher noch etwas Besonders. Man versuchte sogar durch Tabakrauchen, die Gicht zu bekämpfen. Wenn jemand sich mit einem Beil, oder auch einer Axt **verwundet** hatte, dann **stillte man das Bluten** durch Auflegen (Aufpressen), von gekautem Tabak. Auch wurde, nach der folgenden Beschreibung, ein Tabakauszug mit Urin gegen Läuse verwendet.
Von einer Ammerländerin, deren Mutter eine Ostfriesin war, erfuhr ich ein altes Rezept **gegen Läuse**, das ihr von ihrer Mutter überliefert worden war. Tabak wurde in einen Beutel aus Leinentuch gefüllt und dieser Beutel wurde dann in einen Behälter mit Urin von einem Mann getaucht und 20 Minuten ziehen gelassen. Dann wurde der Beutel herausgenommen und ausgewrungen, wobei die ausgewrungene Flüssigkeit in den Behälter mit dem Urin tropfen sollte. Ein neues ebenfalls ungefärbtes Leinentuch wurde nun in diese Flüssigkeit getaucht und bei Läusebefall etwa eine halbe Stunde auf die befallene Kopfhaut aufgelegt. Anschließend musste man nach ihren Angaben mit lauwarmem Wasser nachspülen.

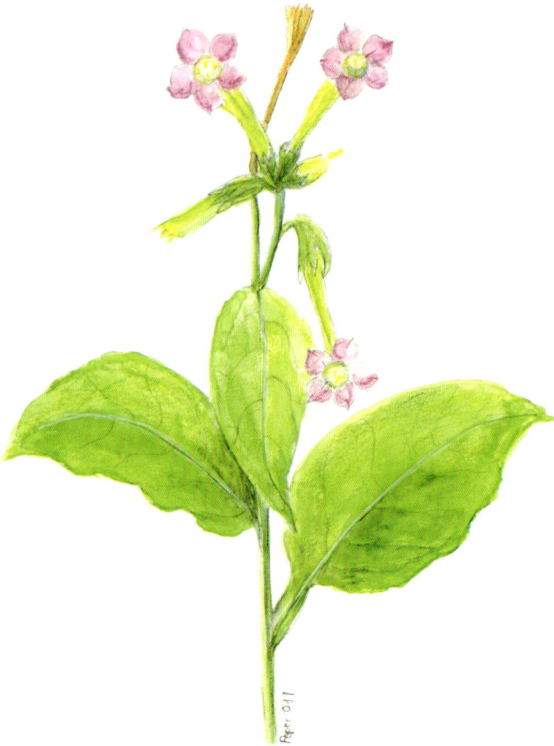

Tabak

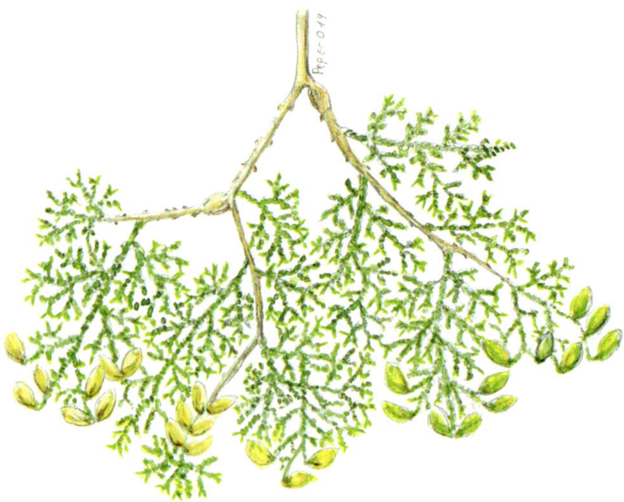

Thuja

Wenn Topfpflanzen unter Läusen litten, dann muss man sie so, nach van Diekens wiedergegebener Aussage der alten ostfriesischen Heilkundigen, mit Tabaksqualm beräuchern. Dadurch werden nach diesen alten Angaben die Läuse getötet. Diese Angabe wurde auch von Hans Gerdes dem Knochenbrecher aus dem ostfriesischen Bentstreek angegeben und damit bestätigt. Seine Frau erzählte mir, dass die Topfpflanzen in Raucherkneipen immer sehr gesund aussehen würden. Sie führte dies darauf zurück, dass Schädlinge dadurch keine Chance haben würden.

→ ***Bekannte Inhaltsstoffe:*** Pyrrolizidinalkaloide, Flavanoide, Aspargin, Allantoin, Cumarine, Nikotin, Enzyme.

Tee, schwarzer

gegen Augenbindehautentzündung, Durchfall

Botanische Bezeichnung: Thea sinensis beziehungsweise Camellia sinensis oder Thea assamica
Ostfriesischer Volksname: Thee, Zwart Thee
NL Zwarte thee

Bereits im Jahre 1610 gelangte der erste schwarze Tee nach Holland. Von dort war der Weg nicht mehr weit nach Ostfriesland, wo er sich bald so großer Beliebtheit erfreute, dass ein „lecker Koppke Tee mit Kluntje und Rohm“ („eine leckere Tasse Tee mit Kandis und Sahne“) bis heute ein nicht wegzudenkender Bestandteil ostfriesischer Lebensart ist. Recht schnell erkannte man auch die gute Wirkung, die der schwarze Tee bei einer **Augenbindehautentzündung** hat, wenn man ein in den Tee getauchtes Tuch als Auflage verwendet. Dies funktioniert noch besser mit Fencheltee. Tatsächlich verfügt die im schwarzen Tee enthaltene Gerbsäure, über eine deutlich entzündungshemmende Wirkung und mit den heute erhältlichen „Teebüdels“ (Teebeutel) ist diese Anwendung sehr einfach durchzuführen. Oma Minchen riet überhaupt bei **entzündeten Augen** dazu, die Augen einfach mit schwarzem Tee auszuwaschen.

Mit einem Zwieback wurde schwarzer Tee früher auch bei **Durchfall** getrunken. Allerdings wurde der Tee dazu erst etwa 15 Minuten gekocht und dann erst abgeseiht.

→ ***Bekannter Inhaltsstoff:*** Schwarzer Tee enthält sehr viel Gerbsäure.

Anwendung und Dosierung

Siehe betreffende Textstellen.

⊙ ***Handel:*** Im Tee- und Lebensmittelhandel.

Thuja

(Abendländischer Lebensbaum)

bei Nasenschleimhaut und bei Nasennebenhöhlenentzündung, Schnupfen, auch bei Husten und Bronchialverschleimung,

Botanische Bezeichnung: Thuja occidentalis
Ostfriesischer Volksname: Levensboom
NL: Levensboom

Vorsicht! Giftig! Nur zum Inhalieren verwenden!

Ein alter Bauer im ostfriesischen Dorf Veenhusen berichtete mir, von der Anwendung der Lebensbaumzweige, zum Inhalieren, **bei einer Entzündung** der **Nasenschleimhaut** und der **Nasennebenhöhlen.**

Anwendung und Dosierung

Vorsicht! Giftig! Nur zum Inhalieren verwenden!

Man gibt einige Zweige in einen Topf mit kochendem Wasser und lässt dieses kurz aufkochen. Anschließend hält man das Gesicht über den Topf und atmet den Dampf ein. Der Kopf sollte mit einem Handtuch bedeckt sein. Ich habe das selber mehrfach ausprobiert und dabei verblüffende Erfolge erzielt.

⊙ ***Handel:*** Frische Zweige müssen selber geschnitten werden, denn sie sind nicht im Handel erhältlich.

Thymian

bei Husten, Bronchialverschleimung, Regelbeschwerden, Rheuma und anderen Beschwerden

Botanische Bezeichnung: Thymus vulgaris
Ostfriesischer Volksname: Thymian
NL: Thijm

Schon früher wurde in Ostfriesland und im Ammerland bei **Husten** und **Bronchialverschleimung** gern ein Tee aus Thymian eingesetzt, der **reizmildernd** wirkt und vor allem sehr gut hilft, wenn der **Husten nach dem Hinlegen oder in der Nacht** auftritt. Auch bei einem Hustenreiz, nach dem **Verschlucken eines Krümels,** hilft Thymian sehr gut. In dem 1989 erschienenen Hausmittelbuch der katholischen Frauengemeinschaft St. Laurentius aus Lehrte, bei Haselünne im benachbarten Emsland, wird Thymiantee ebenfalls als wirksam gegen **Husten, Bronchitis** und **Lungenentzündung** genannt und zur äußerlichen Anwendung gegen **Rheuma** empfohlen. Dazu übergießt man 20-30 g des getrockneten Krauts mit 1 Liter kochendem Wasser, lässt den Aufzug 10 Minuten ziehen und seiht dann ab. Nach dem Abkühlen reibt man die schmerzenden Körperstellen mit diesem Aufguss ein. Meine Mutter riet meiner Schwester früher zum Trinken eines Thymiantees, wenn sie an **Regelbeschwerden mit krampfartigen Schmerzen im unteren Rückenbereich** litt.

→ ***Bekannte Inhaltsstoffe:*** Ätherisches Öl mit viel Thymol, Carvacrol, Borneol, Pinen und Cymol. Außerdem enthält Thymian Bitterstoffe, Harz, Saponine, Eisen und etwas Gerbstoff.

Anwendung und Dosierung

Teezubereitung: 1-2 gehäufte TL Thymian mit ¼ Liter kochendem Wasser übergießen und 10-15 Minuten ziehen gelassen, bevor abgeseiht wird. 3-mal täglich eine Tasse trinken und bei Husten mit Honig süßen.

Weitere Anwendungen: Siehe entsprechende Textstellen.

⊙ ***Handel:*** In der Apotheke ist der Tee aus dem Kraut mit der Bezeichnung „Herba Thymii" erhältlich, im freien Kräuterhandel ist „Thymiankraut, gerebelt" beziehbar.

Tomaten

gegen Sonnenbrand, verblitzte Augen, Prostatavergrößerung, Verbrennungen durch Feuerquallen

Botanische Bezeichnung: Solanum lycopersicum
Ostfriesische Volksnamen: Tomaat, Liebesappel
NL: Tomaat

Auf meinen Vorträgen, die ich immer wieder gern für die verschiedenen Landfrauenvereine halte, höre ich oft von interessanten Anwendungen aus der Volksheilkunde, zum Beispiel über die Heilwirkung von Tomaten. Frische Scheiben von reifen Tomaten sollen bei einem **Sonnenbrand** sehr gut helfen, wenn sie auf die sonnenverbrannte Haut gelegt und dort mit einem Mullverband befestigt werden. Die Auflage, die auch bei **Verbrennungen durch Feuerquallen** hilft, sollte bei Bedarf mehrmals täglich erneuert werden. Noch besser wirkt sie, wenn die frischen, reifen Tomaten vorher zerquetscht werden und die Haut mit dem Tomatenbrei eingerieben wird. Nach der alten Signaturenlehre kann man die feuerrote Haut beieinem Sonnenbrand, sehr gut mit der roten Haut der Tomaten vergleichen.
In Theene im Südbrookmerland wurde mir von den Landfrauen berichtet, dass eine Auflage aus frischen Tomatenscheiben auch gut bei **durch Schweißen verblitzten Augen** hilft.
Neuere Forschungen haben den Nachweis erbracht, dass konzentriertes Tomatenmark, aufgrund seines besonders hohen Lycopin-Gehalts, eine sehr gute Wirkung bei einer **Prostatavergrößerung** hat. Regelmäßig eingenommen ist es sogar imstande, einen erhöhten PSA–Wert zu senken. Damit ist Tomatenmark ein ausgezeichnetes Mittel zur **Vorbeugung gegen Prostatakrebs**, das sich aber auch sehr gut **zur unterstützenden Behandlung einer bereits bestehenden Prostatakrebserkrankung** eignet.

→ ***Bekannte Inhaltsstoffe:*** Vitamine, Mineralstoffe und das Carotinoid Lycopin.

Anwendung und Dosierung

Dosierung des Tomatenmarks: 3-mal tägl. 1-2 TL einnehmen.
Weitere Anwendungen: Siehe betreffende Textstellen.

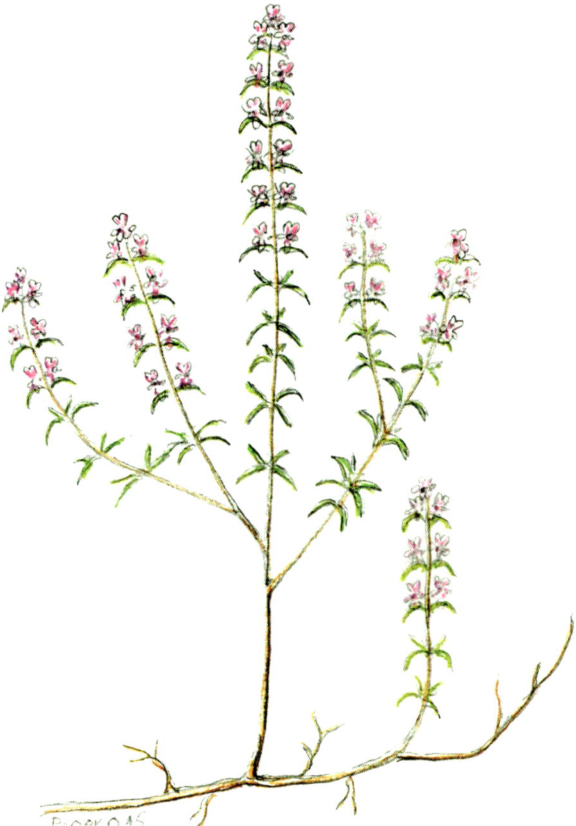

Thymian

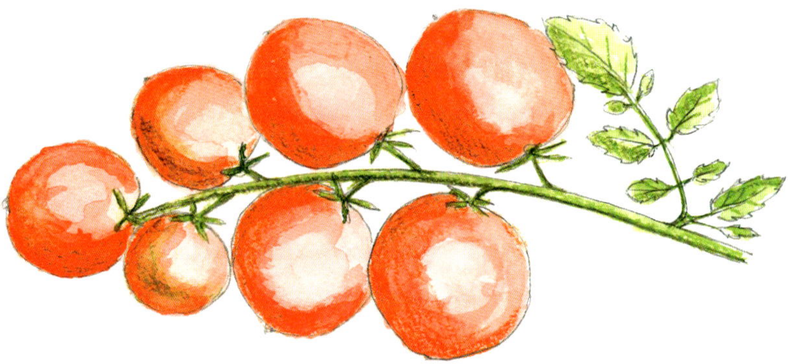

Tomate

⊙ ***Handel:*** Tomaten gibt es in jedem Lebensmittelhandel. Bioware sollte jedoch bevorzugt werden.

Torf (Schwarztorf)

Ostfriesischer Volksname: Törf, Zwaart Törf
NL: Turf

Ein älterer Mann aus dem Emsländischen Papenburg berichtete mir von einer Begebenheit, die er als Kind miterlebte. Sein heilkundiger Vater war unten in der Torfsohle beim Torfstechen und plötzlich, als er nicht aufpasste, verletzte er sich am Unterarm durch den Torfstechspaten ziemlich schwer. Es **blutete so stark**, dass es nur so herausspritzte. Es pulsierte richtig. Er nahm einen Klumpen Schwarztorf in die Hand und klatschte ihn auf die Wunde und umwickelte diesen mit einem Taschentuch. Dann arbeitete er wie gewohnt weiter. Nach seinen Beobachtungen wirkte der Torf tatsächlich **blutungsstillend.**

→ ***Bekannte Inhaltsstoffe:*** Gerbsäure, Huminsäure, Saponine

Wadenwickel, kalter

bei Fieber

Ostfriesischer Volksname: Wickel
NL: Wikkel om de kuit

Einen kalten Wadenwickel kennt man auch in Ostfriesland als gutes Mittel gegen Fieber. Für einen vorschriftsmäßig angelegten Wickel, benötigt man zwei Leinentücher, von denen das eine mit kaltem Wasser angefeuchtet und um die Wade gelegt wird, um es mit einem weiteren, noch trockenen Leinentuch zu befestigen. Zuletzt wird noch ein Woll- oder Frotteetuch um die Wade geschlungen. Es werden immer beide Waden umwickelt, wobei man darauf achten sollte, dass die Füße warm gehalten werden (beispielsweise mit dicken Socken). Sobald die Wickel warm geworden sind, werden sie erneuert. Der Vorgang kann so oft wiederholt werden, bis das Fieber gesunken ist.

Waffenöl

gegen Entzündungen

Ostfriesischer Volksname: Gewehröl
NL: Geweerolie, (Gunolie)

Immer wieder wurde mir von ostfriesischen Jägern, von den ostfriesischen Knochenbrechern und auch von Bauern und Bäuerinnen über die Heilwirkung von Waffenöl berichtet. Auch andere berichteten mir von der positiven Wirkung des Gewehröles. So z. B. von der Anwendung bei **Ohrenschmerzen**, hierfür wurde das Öl etwas angewärmt und dann jeweils ein Tropfen am besten mit einer Pipette in das Ohr geträufelt. Aus der Gemeinde Uplengen wurde mir Ähnliches berichtet. Hier wurde das Waffenöl auf einem TL erwärmt und ins Ohr geträufelt. Auf Wunden wurde es auch pur zum **Desinfizieren** und zur **Behandlung** bei Mensch und Tier aufgetragen. Bei **Halsentzündungen** wurde das Mittel mit Wasser verdünnt **zum Gurgeln** verwendet. Wobei es sich dabei milchig verfärbte.

Anwendung und Dosierung

Siehe entsprechende Textstellen.

⊙ ***Handel:*** In Waffengeschäften unter der Bezeichnung Ballistol.

Wasser

bei Gelenk-, Muskel- und Nervenschmerzen

Lateinische Bezeichnung: Aqua
Ostfriesische Bezeichnung: Water
NL: Water

Bei **Gelenk-, Muskel- oder Nervenschmerzen**, vor allem wenn diese in den Armen oder Beinen auftreten, hilft eine einfache Anwendung, bei der die betroffenen Gliedmaßen mit einer Handbrause kalt abgeduscht und danach mit einem Frottierhandtuch trocken gerubbelt werden. Wer ständig an eiskalten Händen leidet, sollte die Anwendung jedoch lieber mit warmem Wasser durchführen. Kaltes Wasser kann auch die Beschwerden aufgrund einer **diabetischen Polyneuropathie** lindern, wenn man die Füße und Waden darin badet oder mit einer kalten Brause abspült.

Weißkohl und Kohlsaft

bei Entzündungen, Geschwüren (Furunkeln und Karbunkeln), Gelenkentzündungen (z. B. Knie) und Magengeschwüren

Botanische Bezeichnung: Brasica oleracca var. capitata alba
Ostfriesischer Volksname: Bußkohl
NL: Witte kool

Wer an Augenschmerzen litt, erhielt nach Jan van Dieken den Rat, Weißkohlsaft mit Wein vermengt zu trinken. Auf einem meiner Vorträge in Emden erzählte mir eine ältere Frau, dass eine Auflage aus Weißkohlblättern sehr gut bei einer **Brust- und Gelenkentzündung** (z. B. **Knie**) hilft. Dazu schneidet man zuerst die Mittelrippe des Weißkohlblatts heraus und walkt das Blatt mit einem Nudelholz, bevor es auf die betroffene Stelle gelegt wird. Auch kann es zuvor kurz blanchiert werden, was ich persönlich bevorzuge. Enno Bruns, ein alter Bauer aus dem ostfriesischen Dorf Jübberde erzählte mir, dass er kurz nach dem 2. Weltkrieg ein **Geschwür** im Nacken hatte (er meinte wahrscheinlich ein **Furunkel** oder **Karbunkel**), das mit einem Weißkohlblatt behandelt worden sei. Man habe das Weißkohlblatt zunächst über den Dampf eines kochenden Wasserkessels gehalten, um es zu erweichen (es kann ebenso gut auch blanchiert werden). Dann wurde es auf das Geschwür gelegt und obendrauf noch mit einem Stück Speck festgebunden. Nach der Behandlung habe er ein gewaltiges Ziehen im Nacken verspürt. Da es sich um ein sehr schlimmes Geschwür handelte, sei er aus Angst doch noch zum Arzt gegangen, um das Geschwür öffnen zu lassen. Doch der Arzt beruhigte ihn mit den Worten, dass das Geschwür schon sehr weich geworden war und daher wohl auch bald von selbst aufgegangen wäre.

Die einfachen, alten Ostfriesen wussten früher auch schon, was wissenschaftlich inzwischen bestätigt wird, nämlich dass Weißkohlsaft sehr hilfreich bei **Magengeschwüren** ist. Bei Studien in den USA konnte ein Stoff im Weißkohl nachgewiesen werden, der zuerst als Anti-Ulcusfaktor und hieraus abgeleitet schließlich als Vitamin U (abgekürzt für „Ulcus", der lateinischen Bezeichnung für „Geschwür") bezeichnet wird. Zur unterstützenden Behandlung von Magengeschwüren haben sich sog. Rollkuren mit Kohlsaft bewährt, der zu diesem Zweck auch mit Kartoffelpresssaft gemischt werden kann (siehe Anwendung und Dosierung).

→ ***Bekannte Inhaltsstoffe:*** Mineralien wie Kalium, Eisen und Spurenelemente sowie Vitamine (vor allem Vitamin U), Cholin und natürliches Chlor, das desinfizierend wirkt.

Anwendung und Dosierung

Kohlwickel gegen Entzündungen und eitrige Wunden:
Die Blätter des Weißkohls kurz in kochendes Salzwasser tauchen, sofort wieder herausnehmen und mit kaltem Wasser abschrecken. Dann werden sie auf die entzündeten Stellen gelegt und mit einem Mullverband umwickelt. Wenn die Blätter fast wieder trocken sind, müssen sie durch neue ersetzt werden.

Kohlsaft für Rollkuren bei Magengeschwüren:
Kohlsaft kann mit einem Haushaltsentsafter leicht selbst hergestellt werden. Von dem Saft, der zu diesem Zweck sehr gut mit Kartoffelpresssaft gemischt werden kann, trinkt man morgens ein Glas auf nüchternem Magen und führt dann eine Rollkur durch, bei der man sich jeweils für 5 Minuten zuerst auf die linke Seite, dann auf den Bauch, die rechte Seite und schließlich auf den Rücken legt. Zur Belohnung darf danach gefrühstückt werden.

⊙ ***Handel:*** Überall im Gemüse- und Lebensmittelhandel. Bioware sollte jedoch bevorzugt werden. Der Saft wird als „Kohlpresssaft" (Firma Florabio beziehungsweise Firma Schoenberger) in Reformhäusern und Apotheken angeboten.

Weizen

bei aufgesprungenen Lippen und bei Durchfall

Botanische Bezeichnung: Triticum vulgare
Ostfriesische Volksnamen: Weit, Weiten
Niederländische Bezeichnung: Tarwe

Im Hausmittelbuch der katholischen Frauengemeinschaft St. Laurentius in Lehrte/Haselünne im Emsland 1989 steht, dass Weizenkeimöl bei **aufgesprungenen Lippen** hilft. Aufgesprungene Lippen werden wieder glatt, wenn man sie regelmäßig mit Weizenkeimöl einreibt. Weizenmehl (Bio-Vollkornmehl) hilft gegen **Durchfall.** Rühren Sie so viel Weizenmehl in ein Glas aufgekochtes Wasser ein, bis eine dickflüssige Masse entsteht. Davon nehmen Sie täglich mehrere EL ein.

→ ***Bekannte Inhaltsstoffe:*** Kalium, Phosphor, Kieselsäure, Magnesium, B-Vitamine, Karotin, Stärke, Eiweiß

⊙ ***Handel:*** Am besten über den Bioladenhandel.

Winterrettich

bei Husten, Heiserkeit und bei Gallensteinen

Botanische Bezeichnung: Raphanus sativus var. Niger Kerner
Ostfriesische Volksnamen: Swarte Roeve, Swartraiw (Wangerooge), Rummelasse, Rummenasse
Niederländische Bezeichnung: Rammenas

Die folgenden Anwendungen stammen von E. Siebs (die Wangerooger 1928) und wurden später 1971 von Jan van Dieken wiedergegeben. Auf der ostfriesischen Insel Wangerooge diente der Saft des Winterrettichs mit Zucker vermischt, gegen **Erkältung, Heiserkeit** und **Halsschmerzen.** Allgemein gilt der Winterrettich als Heilmittel gegen **Galle und Leberleiden.** Er verhindert die Bildung von **Nierensteinen** und auch von **Gallensteinen** und wurde in ganz Ostfries-

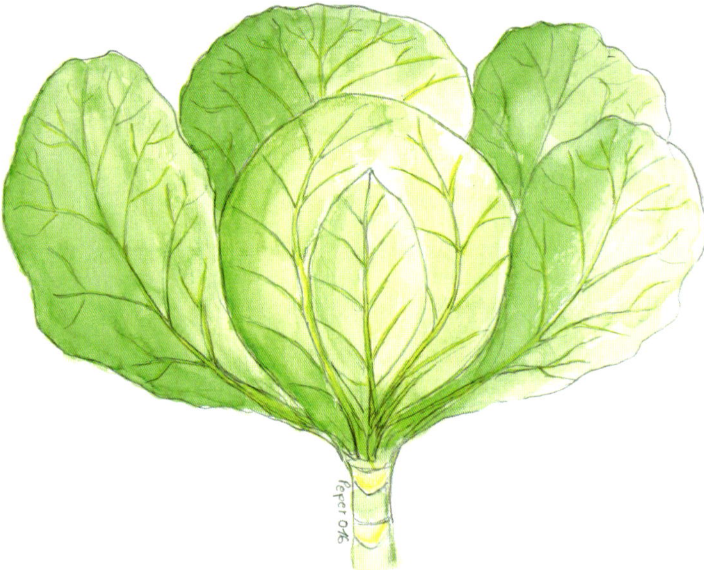

Weißkohl

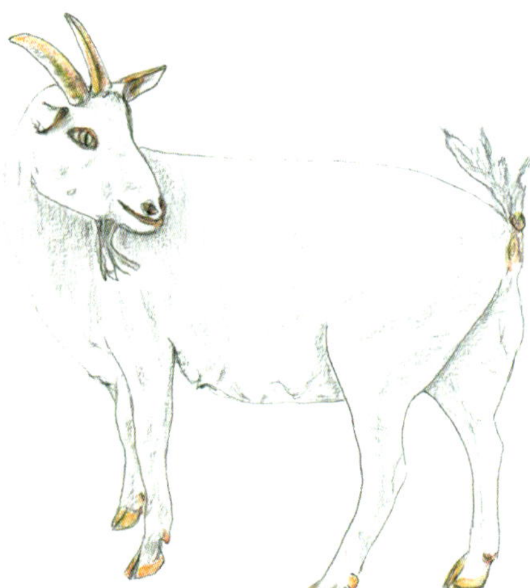

Ziege

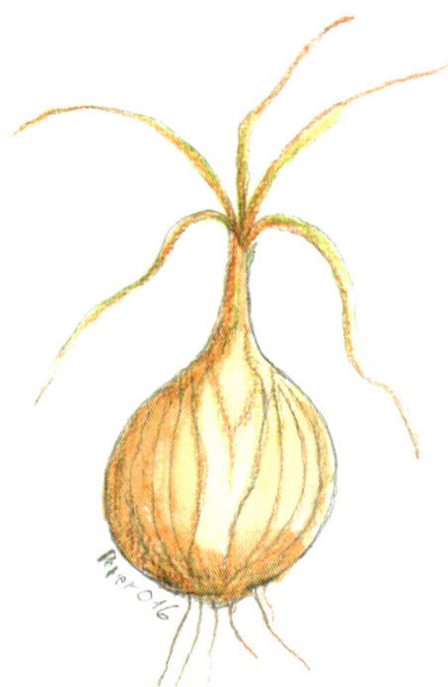

Zwiebel

land als **harntreibendes** und auch als **verdauungsfördernde̲s Mittel** genutzt. Der mit Honig vermengte Saft diente zur Bekämpfung des **Keuchhustens**.
Winterrettich verhindert die Bildung von Gallen und Nierensteinen.

→ ***Bekannte Inhaltsstoffe:*** Senfglykoside, ätherisches Öl, Vitamine, v.a. C, Mineralstoffe

⊙ ***Handel:*** Der Rettichsaft ist in Apotheken und auch in Reformhäusern erhältlich-

Ziegenmilch

bei Abmagerung, Allergien, Appetitlosigkeit, Hautunreinheiten und anderen Beschwerden

Ostfriesischer Volksname: Zägenmelk
NL: Geitenmelk

Die armen Moorbauern der einst ärmlichen Moorgebiete Ostfrieslands konnten sich früher häufig nur Ziegen anstatt einer Kuh leisten. Dennoch waren ihre Kinder auffällig widerstandsfähiger gegenüber Krankheiten, als andere Kinder und litten auch nicht wie diese an Hauterkrankungen, wie **Milchschorf** oder **Ekzemen**. Aus diesem Grund rieten die alten, heilkundigen Bauern und Bäuerinnen früher dazu, Kindern mit Hauterkrankungen Ziegenmilch zu trinken zu geben. Bei den heute weit verbreiteten Hauterkrankungen **Neurodermitis** und **Schuppenflechte,** sollte man ebenfalls von Kuhmilch auf Ziegenmilch umstellen und auch bei **Akne** kann so eine deutliche Besserung erreicht werden. Schon die Äbtissin Hildegard von Bingen riet bei roten Hautausschlägen (von ihr als „rote Lepra" bezeichnet), zum Trinken von Ziegenmilch.

Eine ältere Ostfriesin berichtete mir, dass Ziegenmilch bei **Allergien** und **allergisch bedingtem Asthma**, aber auch bei **Abmagerung** und **Appetitlosigkeit** gute Dienste tut. Der ostfriesische Imker und Heilkundige Johann Hinderks rät auch bei **Abwehrschwäche** zum regelmäßigen Trinken von Ziegenmilch.

→ ***Bekannte Inhaltsstoffe:*** Ziegenmilch enthält viel Vitamin A, das als Haut- und Schleimhautvitamin bekannt ist und unter anderem für die **Augen** und die **Schilddrüse** von großer Bedeutung ist.

⊙ ***Handel:*** Ziegenmilch gibt es als Tetra-Pak in Bioläden, Reformhäusern und einigen Lebensmittelgeschäften. Noch besser ist sie natürlich frisch von einer Ziegenfarm.

Zimt

bei Durchfall

Botanische Bezeichnung: Cinnamomom zeylanicum
Ostfriesischer Volksname: Kaneel
NL: Kaneel

Über den Seehandel gelangte auch der Zimt schon sehr früh nach Ostfriesland. Im Jahre 1988 erzählte mir eine damals schon uralte Frau aus dem ostfriesischen Dorf Zinskenfehn, dass es bei **Durchfall** hilft, einen mit Butter bestrichenen Zwieback zu essen, der möglichst dick mit Kaneel (Zimt) bestreut wird. Diese Anwendung habe ich seitdem oft mit gutem Erfolg ausprobiert. Ein Tee aus Zimt wirkt ebenfalls sehr gut.

→ ***Bekannte Inhaltsstoffe:*** Ätherisches Öl mit Zimt-Aldehyd und Eugenol, das mindestens einen Anteil von 1 % der Droge ausmachen sollte, sowie Gerbstoffe. Es ergibt sich also bereits aus den Inhaltsstoffen, dass es sich um eine ideale Zusammensetzung zur Behandlung von Durchfall handelt.

Anwendung und Dosierung

Teezubereitung: 2-3 TL Zimtrinde mit ¼ Liter kochendem Wasser übergießen, 10 Minuten ziehen lassen und abseihen. 3-4-mal täglich eine Tasse trinken.

⊙ ***Handel:*** Zimt bekommt man im Gewürzhandel oder in der Apotheke als „Cortex Cinnamomi pulvis".

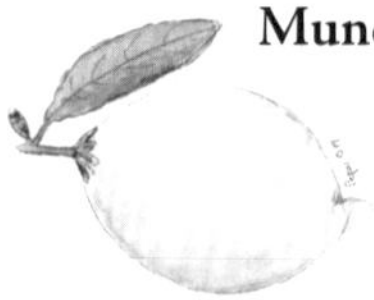

Zitrone

bei Erkältungskrankheiten, Mund- und Zahnfleischfäule und anderen Beschwerden

Botanische Bezeichnung: Citrus limonum Rissa
Ostfriesischer Volksname: Zitron
NL: Citroen

Auch diese südländische Frucht kam durch den Seehandel wohl schon relativ früh nach Ostfriesland. Bei Jan van Dieken heißt es, die aus den Früchten gewonnene Limonade wird von Gesunden und von den Kranken als erfrischendes und stärkendes Getränk gebraucht. **Erkältungskrankheiten** bekämpft man durch Zitronensaft, das mit Wasser und Zucker vermengt ist. Zitronensaft diente auch als Mittel gegen **Mund- und Zahnfleischfäule**, **Wassersuch**t, **Gicht** und **Fieber.**
Nach Lukas Olliges aus dem emsländischen Lorup kann man Zitronenschale in wenig Wasser über Nacht einlegen und damit die Haut einreiben, um eine **schöne Gesichtshaut** zu bekommen. Nach seinen Angaben hilft ein tägliches Bad der Fingernägel in Zitronensaft, dem man ein paar Tropfen Rizinusöl hinzugefügt hat, bei zu weichen und **brüchigen Fingernägeln**. Dieses Fingerbad härtet die Fingernägel schnell und nachhaltig. Ebenfalls berichtet er, dass man **juckende Mückenstiche** mit Zitronensaft bestreichen kann und dass dadurch der Juckreiz nachlässt.
Eine Patientin aus dem ostfriesischen Dorf Hesel berichtete, bei **Ohrspeicheldrüsensteine** hätte sie den Rat bekommen, dass sie bei Bedarf jeweils ½ bis 1 ½ Zitronen auslutschen müsse. Diese Anwendung habe ihr sehr gut geholfen.

→ ***Bekannte Inhaltsstoffe:*** Vitamin C, Zitronensäure, ätherische Öle in der Schale.

Anwendung und Dosierung

Siehe betreffende Textstellen.

⊙ ***Handel:*** Die Zitrone ist über den normalen Lebensmittelhandel und auch in Bioläden erhältlich. In der Apotheke ist die Zitronenschale unter der Bezeichnung: Cortex Citri frucktus Fa. Caelo zu bekommen. Über Kräuter Schulte unter der Bezeichnung: Zitronenschalen, vollölig – (gemahlen).

Zuckerrübe, Zuckerrübensirup

bei Husten und Heiserkeit, zur Blutreinigung

Botanische Bezeichnung: Beta vulgaris
Ostfriesische Volksnamen: Zuckerröv, Rövensirup
NL: Suikerbiet, Stroop

Schon früher wurde die Zuckerrübe zur Gewinnung von Zucker und Sirup angebaut, die man in Ostfriesland nicht nur für Süßspeisen und zur Herstellung von Kluntjes (Kandis) für den Ostfriesentee benötigte, sondern auch zu Heilzwecken einsetzte. Früher beschleunigte man zum Beispiel die Heilung von Schnittwunden, indem man sie mit Zucker bestreute. Diese Anwendung ist heute selbstverständlich nicht mehr üblich, aber historische Tatsache.
In meiner Kindheit wurde bei **Erkältungen** dazu geraten, Kluntjes zu lutschen, und jeder Ostfriese wusste, dass bei **Husten** und **Heiserkeit** „Kluntjewater" (in heißem Wasser aufgelöster Kandis) eine gute Wirkung hat. Der alte Bauer Enno Bruns aus dem Dorf Jübberde erzählte mir von einer Medizin aus Rübensirup gegen „Verkollerej" (Erkältung). Hierzu müsse man einen ganzen Pott Zuckersirup erhitzen und dann noch einen ordentlichen Schuss „Alter Schwede" hinzugeben. Schon sei die besonders wirksame Medizin fertig, die man anschließend aus trinkt, um sich dann ins Bett zu legen und ordentlich zu schwitzen. Ein geschlagenes und mit Zucker verdicktes Ei galt als wirksames Mittel bei **Heiserkeit** und zur **Steigerung des allgemeinen Wohlbefindens**.
Die alte Bäuerin Annchen Sanders aus dem bei Weener im Rheiderland gelegenen Stapelmoor berichtete von einer Anwendung mit Rübensirup, für **Frauen im Wochenbett nach einer Geburt**, die man auch bei ihr selbst noch so durchgeführt hatte. Als junge Frau habe man ihr nach einer Geburt eine Dose Zuckerrübensirup gereicht, in den man ¼ Liter Schnaps eingerührt hatte und ihr dazu erklärt, dass sie diese Mischung innerhalb der nächsten 3 Tage einnehmen solle, um den **Abgang der Nachgeburt** zu fördern. Dieses Mittel diente auch zur **Blutreinigung** und zur besseren **Blutbildung** und habe auch bei späteren Geburten immer zuverlässig gewirkt.
In den benachbarten Niederlanden wurden **Warzen** regelmäßig mit Rübensirup eingerieben.

→ ***Bekannte Inhaltsstoffe:*** Fruchtzucker, Traubenzucker und Pektinstoffe (20%).

⊙ ***Handel:*** Zuckerrübensirup erhält man im gewöhnlichen Lebensmittelhandel.

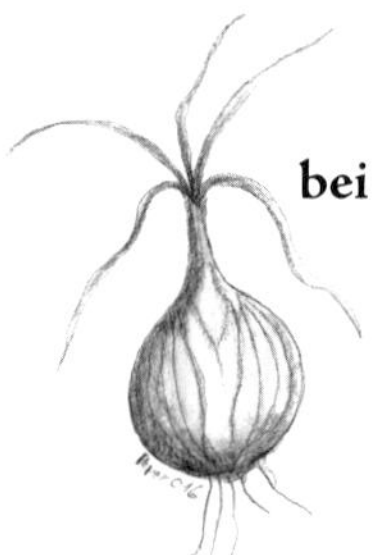

Zwiebel

bei Ohrenschmerzen, Husten, Blasenentzündungen, Insektenstichen und anderen

Botanische Bezeichnung: Allium cepa
Ostfriesische Volksnamen: Zippel, Schlotten
NL: Ui

Aus Zwiebeln wurde in Ostfriesland schon von jeher ein sehr wirksamer **Hustensirup** hergestellt:

Rezeptur für einen Hustensirup

1 große, fein gehackte Zwiebel mit 3 EL Honig vermischen, ⅛ Liter Wasser hinzufügen und diese Mischung auf kleiner Flamme ca. 10 Minuten köcheln lassen. Danach stellt man dieses Zwiebelgemisch für einige Stunden zum Durchziehen beiseite und seiht es dann gründlich durch ein Tuch ab. Von dem fertigen Sirup nimmt man bei Husten mehrmals täglich 1-2 TL ein.

Oma Minchens Schwiegersohn erzählte mir, dass dieser Sirup auch bei **Magen-** und **Darmbeschwerden** sehr gut wirkt.
Im Hausmittelbuch der katholischen Frauen in Lehrte bei Haselünne im Emsland von 1989 wird angegeben, dass bei **Erkältungen** ein sogenanntes Zwiebelschmalz eine hervorragende Wirkung hat. Für diesen Schmalz werden Zwiebelringe in Schweineschmalz goldbraun geröstet und aus dem Fett ein Umschlag bereitet, der so heiß wie möglich auf die Brust gelegt wird. Der alte ostfriesische Heilpraktiker Willem Scharrel erzählte mir, dass bei **Asthma** auf Schwarzbrot gegessene frische Zwiebeln gut helfen. Von ihm hörte

ich auch, dass bei einer **Blasenentzündung** eine Auflage aus frischen, in einem Mixer zerkleinerten Zwiebeln sehr gut hilft, die man in ein Tuch schlägt und auf den Unterleib legt. Ähnlich wie Knoblauch haben auch frische, auf einer Scheibe Brot gegessene Zwiebeln, seinen Angaben nach, eine leicht beruhigende Wirkung.

Gegen **Insektenstiche** hilft eine halbierte Zwiebel, mit der die betroffene Stelle eingerieben wird. Das **Herausziehen eines Splitters** wird deutlich einfacher, wenn man eine Zwiebelscheibe auf die betroffene Stelle legt und mit einem Mullverband befestigt, damit sie ein paar Stunden einwirken kann. Der Splitter lässt sich danach wesentlich leichter entfernen.

Bei **Ohrenschmerzen** hilft eine Auflage aus Zwiebeln, die auch zur unterstützenden Behandlung bei Entzündungen des Ohres eingesetzt werden kann. Für diese Auflage benötigt man je nach Größe, 1-3 in Scheiben geschnittene Zwiebeln, die mit wenig Wasser in einer Pfanne zugedeckt vorsichtig etwas angedämpft werden. Anschließend wickelt man die Zwiebelscheiben in ein Tuch und legt sie auf das Ohr, wobei der Bereich hinter dem Ohr unbedingt auch bedeckt sein sollte, wo die Auflage zum Beispiel mit einem Schal fixiert wird. Die Anwendung sollte mehrmals täglich für jeweils eine halbe Stunde durchgeführt werden. In den benachbarten Niederlanden wurde auch einfach nur ein Stück frischer Zwiebel hinter das Ohr gesteckt.

Die kleinen Bauernzwiebeln (Schalotten) wirken deutlich besser als gewöhnliche Zwiebeln.

→ ***Bekannte Inhaltsstoffe:*** Ätherisches Öl sowie Substanzen, die durch fermentative Spaltung in Thiosulfinsäureester umgewandelt werden, die das Wachstum von Bakterien hemmen. Zwiebeln enthalten außerdem Flavonglykoside, Vitamine und eine herzwirksame Substanz.

⊙ ***Handel:*** Überall im Lebensmittelhandel. Bioware sollte jedoch bevorzugt werden.

Krankheitsregister

Viele der in diesem Buch aufgeführten Heilmittel gehen nur auf mündliche Überlieferungen zurück. Obwohl ich mich stets bemüht habe, die Anwendungen so gut wie möglich in der Praxis zu überprüfen, kann ich keinerlei Gewähr für den Erfolg der Behandlungen übernehmen. Haftungsansprüche jedweder Art sind daher grundsätzlich ausgeschlossen.

Bei anhaltenden Beschwerden muss eine Abklärung durch einen Arzt oder Therapeuten erfolgen!

Abführmittel siehe „Verstopfung“

Abgeschlagenheit
- Blütenpollen → zum Einnehmen
- Knochenmark → als **stärkendes Mittel**
- Malzbier → mit Ei vermengt zur **Stärkung getrunken**
- Rinderbrühe → bei **schwächenden und auszehrenden Krankheiten**
- Rum → ein Schuss in den Tee, wenn der Körper durch Grippe **sehr geschwächt** ist

Abmagerung
- Butter → bei **Abmagerung und Auszehrung**
- Roggenbrei → bei **Abmagerung und Auszehrung**
- Ziegenmilch → bei **Abmagerung und Appetitlosigkeit**
- Roggenbrei → **hilft bei Abmagerung**
- Ziegenmilch → trinken hilft **bei Abmagerung und Appetitlosigkeit**

Querverweis: Siehe auch „Appetit“, „Auszehrung“.

Abnehmen (unterstützend)
- Buttermilch mit Ananas

Querverweis: Siehe evtl. auch „Schilddrüse, Unterfunktion“.

Abstillen

- Petersilie → klein gehackt **als Auflage für die Brust**
- Salbei → als Tee **zum Abstillen**

Abwehrschwäche

- Hühnerbrühe → hat eine **abwehrsteigernde Wirkung**
- Lebertran → zur **Steigerung der Abwehrkraft.**
- Lindenblüten → als Tee **steigern die Abwehrkräfte und wirken Fiebersenkend**
- Propolis → regt die **unspezifische Abwehr** an
- Rinderknochenbrühe → bei **schwächenden und auszehrenden Krankheiten**
- Ziegenmilch → trinken hilft **bei Abwehrschwäche**

> *Hinweis:* Weitere Behandlungsmöglichkeiten finden Sie in meinem ersten Buch.

Akne

- Gurkenscheiben → als Auflage **wirken hautreinigend und gegen Pickel**
- auch als Maske mit Quark gemischt
- Hefe → innerlich eingenommen gegen **Pickel, Furunkel und Karbunkel**
- Pferdemilch, Stutenmilch → innerlich und äußerlich **bei allergischen Ekzemen**
- Propolis → als Salbe wirkt **gegen eitrige Pickel**
- Ziegenmilch → trinken hilft **bei Akne**

> *Hinweis:* Weitere Behandlungsmöglichkeiten finden Sie in meinem ersten Buch.

Appetitlosigkeit

- Butter → **zur Anregung des Appetits**
- Hering → wirkt **appetitanregend und herzstärkend**
- Ziegenmilch → bei **Abmagerung und Appetitlosigkeit**

> *Hinweis:* Weitere Behandlungsmöglichkeiten finden Sie in meinem ersten Buch.

Arme

- Wasser, kalt → abbrausen und trocken rubbeln **lindert Schmerzen**

> *Hinweis:* Weitere Behandlungsmöglichkeiten finden Sie in meinem ersten Buch.

Arteriosklerose

- Buttermilch → wirkt gut bei **Arteriosklerose**
- Buttermilch → gilt hier als **Rohrreiniger**
- Knoblauch → zur Vorbeugung bei **Arterienverkalkung**
- Milch, als Schafskäse → wirkt **vorbeugend**

> *Hinweis:* Weitere Behandlungsmöglichkeiten finden Sie in meinem ersten Buch.

Asthma

- Pferdemilch, Stutenmilch → innerlich und äußerlich **bei allergischem Asthma**
- Ziegenmilch → trinken hilft **bei allergischem Asthma**
- Zwiebel → frisch zerkleinert als Auflage **bei Asthma**

> ***Hinweis 1:*** Früher riet man Kindern, die schwach waren und Asthma hatten, im Kuhstall zu spielen.
>
> ***Hinweis 2:*** Weitere Behandlungsmöglichkeiten finden Sie in meinem ersten Buch.

Aufstoßen

- Petersilie → ein Zweig nach dem Essen gekaut **hilft bei lästigem Aufstoßen**

Augenleiden allgemein

- Bernsteinkette → **zur Linderung** umhängen
- Gurkenscheiben als Auflage → bei **geröteten und geschwollenen Augen**
- Grünkohl → als Auflage mit blanchiertem Blatt **bei Entzündungen**
- Kartoffelscheiben, roh → als Auflage **bei brennenden** oder bei **verblitzten Augen**
- Petersilie → als Tee, kalt zu betupfen **stärkt die Sehkraft und befeuchtet die Augen**

- Pfefferminze → als Tee bei **Augenschmerzen**
- Tomaten → als Scheiben zur Auflage bei **verblitzten Augen**
- Ziegenmilch → trinken **harmoniert die Augen**

> *Hinweis:* Weitere Behandlungsmöglichkeiten finden Sie in meinem ersten Buch.

Augenentzündungen

- Bernstein → als Salbe vorsichtig auftragen
- Bernstein → als Salbe hilft auch gut **bei chron. Verletzungen des Auges**
- **Tee, schwarzer oder Fencheltee → mit getränktem Tuch**
- als Auflage **bei Augenbindehautentzündung**

> *Hinweis:* Weitere Behandlungsmöglichkeiten finden Sie in meinem ersten Buch.

Ausgeglichenheit, fehlende

- Blütenpollen → zum Einnehmen für **innerliche Ausgeglichenheit**

> *Hinweis:* Weitere Behandlungsmöglichkeiten finden Sie in meinem ersten Buch.

Bauchschmerzen

- Leinsamen → als warmes Säckchen **zur Auflage**

> *Vorsicht! Anhaltende Beschwerden müssen diagnostisch abgeklärt werden.*

Querverweis: Siehe auch unter Magenschleimhautentzündung.

Beine

- Gurke → als Saft oder Tee aus den Gurkenranken **wirkt entwässernd** bei geschwollenen Beinen
- Grünkohl → als Auflage mit blanchiertem Blatt **bei Entzündungen**
- Petersilie → frisch essen zur vorbeugenden und
- zusätzlichen **Behandlung bei offenen Beinen**

Beruhigung

- Apfelschale (Bio) → bei **Unruhe, Nervosität und Schlafstörungen** als Tee zubereitet

- Baldrian → als Tinktur bei **Unruhe, Nervosität und Schlafstörungen**
- Blütenpollen → zum Einnehmen für **innerliche Ausgeglichenheit**
- Kamille → als Tee wirkt **beruhigend bei Kindern**
- Knoblauch → hat eine **leicht beruhigende Wirkung**

> *Hinweis:* Weitere Behandlungsmöglichkeiten finden Sie in meinem ersten Buch.

Besenreiser
- Erdnussöl → regelmäßiges einreiben mit Erdnussöl

Bindegewebsschwäche
- Hafer → wirkt durch Kieselsäure **stabilisierend**
- Hirse → wirkt durch Kieselsäure **stabilisierend**

> *Hinweis:* Weitere Behandlungsmöglichkeiten finden Sie in meinem ersten Buch.

Blähungen
- Dillsamen → als Tee wirken gegen **Blähungen**
- Fenchel → als Tee wirkt gegen **Blähungen**
- Hafer → als Brei bei **Blähungen**
- Kümmel → wirkt **gegen Blähungen** und **Koliken**
- Leinsamen, geschrotet → **reinigt den Darm**, besonders bei **Gärungen und stinkenden Blähungen**

> *Hinweis:* Weitere Behandlungsmöglichkeiten finden Sie in meinem ersten Buch.

Blasenentzündung mit häufigem Harndrang
- Birnenblätter → als Tee oder Tinktur **helfen gut bei Reizblase**
- Zwiebel → frisch zerkleinert als Auflage **bei Blasenentzündung**

> *Hinweis:* Weitere Behandlungsmöglichkeiten finden Sie in meinem ersten Buch.

Blutarmut, siehe unter Blutbildend

Blutbildend
- Dickebohnenschale → als Tee **wirken Blutbildend**
- Hirse → essen **bei Eisenmangel**

- Kirsche → als Saft und als Tee/Wein aus den Stängeln **bei Eisenmangel**
- Rote Beete → als Saft bei **Eisenmangel wirkt Blutbildend**
- Rotkohl → essen **bei Eisenmangel**

Querverweis: Siehe auch unter Eisenmangel.

Bluterguss
- Butter → zum Auftragen **lindert die Beschwerden**
- Essigsaure Tonerde → **Blutergüssen, Prellungen, Zerrungen und Verstauchungen, sorgt für Kühlung und lindert die Schmerzen**
- Ringelblume als Salbe → zum Auftragen **lindert die Beschwerden**

> *Hinweis:* Weitere Behandlungsmöglichkeiten finden Sie in meinem ersten Buch.

Blutgefäße
- Buttermilch → **reinigt die Blutgefäße von Ablagerungen**

> *Hinweis:* Weitere Behandlungsmöglichkeiten finden Sie in meinem ersten Buch.

Bluthochdruck
- Baldrian → als Tinktur bei **nervös bedingtem Bluthochdruck**
- Blütenpollen → zum Einnehmen für **innerliche Ausgeglichenheit**

Tipp: Siehe auch im ersten Buch Lexikon der ostfriesischen Naturheilkunde.

Blutungen
- Pfeffer → wirkt blutungsstillend bei kleineren **Schnitt- und Schürfwunden**
- Spinnweben → als **blutstillendes Pflaster auf Wunden**
- Tabak → gekaut, als Auflage bei **blutenden Verletzungen**

Brennnesselverbrennungen
- Breitwegerich → als **Blattauflage auch bei Brennnesselverbrennungen**

Bronchitis
- Feigen → als Abkochung mit Honig, Anis, Süßholz und braunem Kandiszucker bei **schwerem Husten**
- Franzbranntwein → einreiben der Fußsohlen und Erwärmung derselben am Feuer bei **Schnupfen und Husten kleiner Kinder**

- Honig → als Hustensaft mit Schalotten
- Kartoffel → gekocht als Wickel bei **Bronchitis, Halsschmerzen und Heiserkeit**
- Mairübe → als Sirup **gegen Husten und Bronchitis**
- Muskat → als Umschlag mit Schweinefett bei **Husten und Bronchitis**
- Porree → als Kochwasser und Sirup bei **Bronchialerkrankungen**
- Rindertalg → als Fettlappen bei **Brustkatarrh und Bronchitis**
- Schweineschmalz → auf Leinentuch als Umschlag mit geriebenen Muskat bei **Husten und Bronchitis**
- Senf → als Wickel auf Brust oder Rücken **bei Bronchialkatarrh**
- Schnecke → als Sirup gegen **Husten, Bronchitis und Erkältungen** besonders bei **Verschlimmerung abends und in der Nacht**
- Thymian → als Tee/Tinktur **bei Reizhusten und Bronchitis** mit **Verschlimmerung beim Hinlegen**

> *Hinweis:* Weitere Behandlungsmöglichkeiten finden Sie in meinem ersten Buch.

Brustentzündung

- Apfel (Bio) → zur Vorbeugung essen bei stillenden Frauen
- Grünkohl → als Auflage mit blanchiertem Blatt **bei Entzündungen und Schwellungen**
- Kuhdreck → auf die Brust aufgetragen und mit einem Tuch abgedeckt
- Quark → als Wickel bei **Entzündungen und Schwellungen**
- Schafswolle → bei **entzündeten, rissigen Brustwarzen** in den BH gelegt ist hier sehr hilfreich
- Schweinerüssel → als Packung bei **geschwollenen Brüsten und anderen Gechwülsten**
- Schweineschmalz → zum Einreiben bei **Brustentzündungen und Schwellungen**
- Weißkohl → als Auflage mit blanchiertem Blatt **bei Entzündungen und Schwellungen**

Darmflora

- Leinsamen, geschrotet → **regeneriert die Darmflora**
- Sauerkrautsaft → **verbessert die Darmflora**

> *Hinweis:* Weitere Behandlungsmöglichkeiten finden Sie in meinem ersten Buch.

Darmleiden

- Knoblauch → **reinigt den Darm und vertreibt Würmer**
- Leinsamen, geschrotet → **reinigt den Darm**
- besonders bei **Gärungen und stinkenden Blähungen**
- Leinsamen, geschrotet → **regeneriert die Darmflora**
- Blumenkohlkochwasser → hat eine gute Wirkung auf die **Darmschleimhaut**

Querverweis: Siehe auch unter Durchfall und Verstopfung.

Darmpilzerkrankungen

- Kümmel → hat hier eine **allgemeine wachstumshemmende Wirkung**
- Propolis → in D2 als Tropfen wirkt gut bei **Darmpilzerkrankungen**

Achtung! eine Diät ist zusätzlich erforderlich.

Dekubitus (Wundliegegeschwür)

- Ei → als Eiweiß auf das Geschwür gestrichen wirkt **wundheilend.**
- Ringelblume → als Salbe wirkt **wundheilend.**

Desinfizierend

- Essig → einreiben mit Essig **wirkt als Desinfektionsmittel**

Diabetes Typ 2

- Bohnenschalen → als Tee wirken **blutzuckersenkend**
- Brennnessel → als Spinat oder Suppe ist **allgemein gut für Diabetiker**

Hinweis: Weitere Behandlungsmöglichkeiten finden Sie in meinem ersten Buch.

Diabetische Polyneuropathie

- Ameisensäure → einreiben damit, **lindert die Beschwerden**
- Essig → einreiben mit Essig **lindert die Beschwerden für 3-4 Std.**
- Gewürznelke → als Einreibung mit Abkochung, Öl oder Salbe lindert die Beschwerden
- Wasser, kalt → abbrausen und trocken rubbeln **lindert**

Tipp: Zwischendurch zur Hautpflege mit Erdnussöl oder Ringelblumensalbe einreiben.

> *Hinweis:* Weitere Behandlungsmöglichkeiten finden Sie in meinem ersten Buch.

Drüsenschwellungen

- Leinsamen → als warmes Säckchen zur Auflage **bei Drüsenschwellungen**, wirkt hier auch **schmerzlindernd**

Vorsicht! Anhaltende Beschwerden müssen diagnostisch abgeklärt werden.

Durchfall

- Apfel → als geriebenen Apfel mit Zimt bestreut
- Holunderbeeren, getrocknet → als Abkochung **gegen Durchfall**
- Kakaopulver → trocken mit Zucker wirkt **gegen Durchfall**
- Muskat → 1 Prise gerieben hilft **gegen Durchfall**
- Rotwein → mit Ei verquirlt hilft bei **Durchfall**
- Spitzwegerich → als Tee/Saft bei **Durchfall mit Verschleimung**
- Weizenmehl → mit aufgekochtem Wasser, **wirkt bei Durchfall**
- Zimt → auf Zwieback mit Butter wirkt **gut bei Durchfall**

Durchblutungsstörungen

- Heublumensack, Kochwasser → als Fußbad bei **Durchblutungsstörungen der Füße**
- Holundersaft → bei **peripheren Durchblutungsstörungen,** typisch bei **kalten Händen und kalten Füßen**
- Ingwer → kauen oder als Tee wirkt als **durchwärmendes** Mittel
- Petersilie → frisch essen zur **Verbesserung der Durchblutung** der **Herzkranzgefäße, Füße** und **Beine**
- Rote Beete → als Saft zur **Verbesserung der Durchblutung** und zur **besseren Sauerstoffversorgung**

Einschlafstörungen

- Baldrian → als Tinktur bei **nervös bedingten Einschlafstörungen**

Eisenmangel

- Apfel → als Bratapfel mit 4-6 Eisennägeln gespickt
- Dicke Bohne → **essen bei Eisenmangel**
- Hirse → **essen bei Eisenmangel**
- Kirsche → als Saft und als Tee/Wein aus den Stängeln **bei Eisenmangel**

- Rotkohl → essen **bei Eisenmangel**
- Sauerkrautsaft → **trinken bei Eisenmangel**

Ekzeme
- Pferde/Stutenmilch → trinken hilft **bei Ekzemen und Milchschorf**
- Ziegenmilch → trinken hilft **bei Ekzemen und Milchschorf**

Entzündungen
- Grünkohl → als Auflage mit blanchiertem Blatt **bei Entzündungen**
- Propolis → als Tinktur und Salbe wirkt **sehr gut entzündungshemmend**
- Quark → als Wickel bei **Entzündungen und Schwellungen**
- Rotkohl → blanchiertes Blatt als Auflage, Kochwasser zum **Auswaschen entzündlicher Wunden**

Erbrechen
- Ingwer → kauen wirkt gegen **Übelkeit und Erbrechen**

Erkältung
- Heringsrogen → einnehmen **bei Erkältungen**
- Holunder → als Tee/Saft **bei Erkältungen**
- Hühnerbrühe → hat eine **abwehrsteigernde Wirkung**
- Ingwer → kauen wirkt als **durchwärmendes** Mittel
- Kamille → als Tee hilft bei **Erkältungen mit Schnupfen**
- Kamille → als Räucherung hilft bei **akutem Schnupfen**
- Lebertran → zur **Steigerung der Abwehrkraft.**
- Lindenblüten → als Tee **steigern die Abwehrkräfte und wirken fiebersenkend**
- Milch → heiß mit Honig und Butter bei **Erkältungen** mit **Kratzen und Kribbeln und Wundheitsgefühl im Hals, dies erleichtert das Abhusten**
- Pferdeurin → einatmen der Dämpfe vom Wallach während des Striegelns, hilft **gegen Erkältung**
- Porree → als Kochwasser oder als Sirup, **bei Bronchitis u. Erkältung**
- Rotkohl → als Sirup bei **Husten, Heiserkeit und bei Schnupfen**
- Rum → als Grog um den **Körper zum Schwitzen zu bringen**
- Schnecke → als Sirup gegen **Husten, Bronchitis und Erkältungen** besonders bei **Verschlimmerung abends und in der Nacht**

- Winterrettich → Saft mit Zucker bei **Erkältung, Heiserkeit, Halsschmerzen**
- Zitrone → als Saft mit Wasser und Zucker **wirkt gegen Erkältung**
- Zucker → als Kandis lutschen **bei Erkältung**
- Zuckerrübe → als Rübensirup mit alter Schwede **gegen Erkältung**
- Zwiebel → mit Zwiebelschmalz als Umschlag **gegen Erkältung**

Ermüdung
- Blütenpollen → zum Einnehmen, **geben die Kraft zurück**
- Kirsche → als Saft und als Tee/Wein aus den Stängeln **bei Eisenmangel**
- Rote Beete → als Saft **bei Eisenmangel**

Erschöpfung
- Blütenpollen → zum Einnehmen **geben die Kraft zurück**
- Kirsche → als Saft und als Tee/Wein aus den Stängeln **bei Eisenmangel**
- Rote Beete → als Saft **bei Eisenmangel**

Feuerquallenverbrennungen
- Tomaten → Scheiben als Auflage bei **Verbrennung durch Feuerquallen**
- Essig → einreiben mit Essig soll hier ebenfalls helfen

Tipp: Im Notfall mit Sand vom Strand einreiben.

Vorsicht! Abspülen mit Seewasser verschlimmert die Lage.

Fieber
- Bernsteinkette → **zur Linderung** umhängen
- Essigstrumpf → angezogen wirkt **gegen Fieber**
- Hering → zerschnitten auf die Fußsohlen legen **lindert**
- Kirsche → als Saft wirkt **fiebersenkend**
- Lindenblüten → als Tee **steigern die Abwehrkräfte und wirken fiebersenkend**
- Rote Beete → als Saft bei **Fieber und Blutarmut**
- Wadenwickel, kalter → **bei Fieber**

Querverweis: Siehe auch unter Eisenmangel.

Finger, rissige

- Erdnussöl → baden in Erdnussöl **heilt die rissige Haut**
- Ohrenschmalz → bei **rissigen Stellen an Finger und Lippen**
- Rindertalg → angewärmt und **in die Risse geschmiert hilft**

Fingerentzündung, Fiek in't Finger

- Breitwegerich → als Blattauflage umwickelt bei **Fingerentzündung**
- **Eihaut → als Auflage bei Fingerentzündung mit Schwellung**
- Spitzwegerich → als Auflage bei **Fingerentzündung**

> ***Hinweis:*** Weitere Behandlungsmöglichkeiten finden Sie in meinem ersten Buch.

Fingernägel, brüchige

- Hafer → ist hilfreich durch die enthaltene Kieselsäure bei **brüchigen Fingernägeln**
- Hirse → ist hilfreich durch enthaltene Kieselsäure bei **brüchigen Fingernägeln**
- Sepiaschale → mit Eierschale und Zitrone härtet **brüchige Fingernägel**
- Zitronensaft → mit Rizinusöl härtet **brüchige Fingernägeln**

Tipp: Zusätzlich Biochemie Nr. 1 nach Dr. Schüssler in D12 als Tablette, 3-mal täglich 1 Tablette im Munde zergehen lassen.

Frauenleiden

- Heublumensack → als Auflage bei **chron. und akuten Schmerzen**

> ***Hinweis:*** Weitere Behandlungsmöglichkeiten finden Sie in meinem ersten Buch.

Achtung! ein erfahrener Heilpraktiker ist zu Rate zu ziehen!

Frostbeulen

- Pferdeäpfel → mit heißem Wasser angerührt, **als Bad für Hände und Füße**
- Schafswolle → als Auflage ist hilfreich bei **Frostbeulen**
- Schweinepenisfett → als Salbe mit Schlämmkreide, ist hilfreich bei **Frostbeulen**

Frühgeburten

- Kälberknochen als Brühe → zum **Aufpäppeln von Frühgeburten**

Frühjahrsmüdigkeit

- Honig → hilft unterstützend bei **Frühjahrsmüdigkeit**

Querverweis: Siehe auch unter Eisenmangel.

Furunkel

- Ei → Eiweiß verquirlt und auf Lappen gestrichen und aufgelegt wirkt **als Zugsalbe**, auch die Eierhaut aufgelegt, wirkt hier gut
- Grünkohl → als Auflage mit blanchiertem Blatt bei **eitrigen Geschwüren**
- Hefe → innerlich eingenommen gegen **Furunkel und Karbunkel**
- Rotkohl → blanchiertes Blatt als **Auflage bei Geschwüren**
- Weißkohl → als Auflage mit blanchiertem Blatt **bei Geschwüren**

Merksatz: Mehrere Pickel ergeben 1 Furunkel, mehrere Furunkel ergeben 1 Karbunkel.

Füße

- Erdnussöl → einreiben mit Erdnussöl **heilt rissige Zehen und Fußsohlen**
- Erdnussöl → einreiben mit Erdnussöl **hilft bei verdickter Hornhaut**
- Grünkohl → als Auflage mit blanchiertem Blatt **bei Entzündungen**
- Heublumensack, Kochwasser → als Bad bei **Durchblutungsstörungen der Füße**
- Holundersaft → bei **peripheren Durchblutungsstörungen**, typisch bei **kalten Händen und kalten Füßen**
- Lehm als Packung → bei verstauchten Füßen, Knöcheln, Händen **mit Gelenkschwellungen**
- Petersilie → frisch essen zur vorbeugenden und zusätzlichen **Behandlung bei Gangrän**
- Spitzwegerich → als Auflage bei **Blasen an den Füßen**
- Wasser, kalt → abbrausen und trocken rubbeln **lindert Schmerzen**

Querverweis: Siehe auch unter Hühneraugen.

Fußnägel, brüchige

- Sepiaschale → mit Eierschale und Zitrone härtet **brüchige Fußnägel**
- Zitronensaft → mit Rizinusöl härtet **brüchige Fußnägeln**

Tipp: Zusätzlich Biochemie Nr. 1 nach Dr. Schüssler in D12 als Tablette, 3-mal täglich 1 Tablette im Munde zergehen lassen.

Fußpilz

- Petroleum → zum Einreiben/einpinseln **wirkt gegen Fußpilz**
- Propolis → als Salbe wirkt **sehr gut gegen Fußpilz**
- Ringelblume → als Salbe wirkt **sehr gut gegen Fußpilz**

Querverweis: Siehe auch unter Nagelpilz.

Fußschweiß

- Buttermilch → zum Baden in Buttermilch, **hilft bei Fußschweiß**

> *Hinweis:* Weitere Behandlungsmöglichkeiten finden Sie in meinem ersten Buch.

Galleleiden

- Bernstein → als Tinktur einnehmen
- Pfefferminze → als Tee bei **verdorbenem Magen und bei Gallenschmerzen**
- Winterrettich → Saft hilft bei **Gallen und Leberleiden**
- Winterrettich → Saft hilft bei **Gallensteinen**

Gebärmutterkrämpfe

- Pfefferminze mit Beifuß → als Tee gemischt **lindert Gebärmutterkrämpfe**

Gedächtnis

- Pfefferminze mit Beifuß → als Tee **wirkt hier stärkend**

Gelenkrheuma

- Apfelblätter → als Tee zubereitet regelmäßig trinken
- Brennnessel → zum **Lindern der Schmerzen**
- Hirse → gemahlen in Joghurt bei **Gelenkbeschwerden**
- Quark → als Wickel bei **Entzündungen und Schwellungen**
- Rindertalg → tägl. einmal essen bei **Steifigkeit in den Gelenken**
- Wasser, kalt → abbrausen und trocken rubbeln **lindert Schmerzen**

Gelenkschwellungen

- Lehm als Packung → bei verstauchten Füßen, Knöcheln, Händen **mit Gelenkschwellungen**
- Quark → als Wickel bei **Entzündungen und Schwellungen**

- Schinkenknochen → als Markbrühe zur Auflage mit Lappen bei **geschwollenem Hand- oder Fußgelenk**
- Schweinefett → mit Salz und Essig als Wickel bei **schmerzhaften Schwellungen**
- Salz → Baden des **geschwollenen Fußes/Hand in heißem Salzwasser**

Geruch, stinkend
- Leinsamen, geschrotet → reinigt den Darm, besonders bei **Gärungen und stinkenden Blähungen**

Geschwür
- Ei → Eiweiß verquirlt und auf Lappen gestrichen und aufgelegt wirkt als Zugsalbe, auch die Eierhaut aufgelegt wirkt hier gut
- Feigen → zum Kauen bei **Geschwüre des Mundes**
- Grünkohl → als Auflage mit blanchiertem Blatt bei **eitrigen Geschwüren**
- Kuhdreck → aufgetragen und mit einem Tuch abgedeckt **öffnet das Geschwür**
- Rotkohl → blanchiertes Blatt als **Auflage bei Geschwüren**
- Weißkohl → als Auflage mit blanchiertem Blatt **bei Entzündungen**

Gesichtshaut
- Melkfett → bei **rauer Gesichtshaut**
- Möhre → als Saft, als Gesichtswasser bei **trockener Haut**
- Petersilie → als Tee, kalt zu betupfen **verbessert den Teint**
- Pferdemilch, Stutenmilch → regelmäßig das Gesicht damit waschen
- hilft gegen **Sommersprossen**
- Zitronenschale → in Wasser gelegt und eingerieben verleiht eine **schöne Gesichtshaut**

Gicht
- Gurke → als Saft oder Tee aus den Gurkenranken **wirkt ausleitend für die Harnsäure**
- Hering → zerschnitten auf die Stelle legen **lindert**
- Katzenhaare → aufgelegt **lindern den Schmerz**

Grippaler Infekt
- Holunder → als Tee/Saft **bei Erkältungen**
- Hühnerbrühe → hat eine **abwehrsteigernde Wirkung**
- Lindenblüten → als Tee **steigern die Abwehrkräfte und wirken fiebersenkend**

- Lindenblüten → als Tee **stärken Herz und Kreislauf bei grippalen Infekten**
- Rum → als Grog um den **Körper zum Schwitzen zu bringen**
- Rum → 1 Schuss in den Tee, wenn der Körper dadurch **sehr geschwächt** ist
- Rotwein → mit Ei verquirlt zur **Stärkung nach einer Grippe**

Gürtelrose

- Franzbranntwein → einreiben bei **Gürtelrose**

> *Hinweis:* Weitere Behandlungsmöglichkeiten finden Sie in meinem ersten Buch.

Haare

- Hafer → wirkt durch die enthaltene Kieselsäure **haarwuchsfördernd**
- Hirse → wirkt durch die enthaltene Kieselsäure **haarwuchsfördernd**
- Sahne → als Haargel **zum Festigen der Haare**

Halsschmerzen/Entzündung

- Apfel → als heißen Apfelsaft mit Zimt, wirkt gegen **Halsschmerzen**
- Bernsteinkette → als Vorbeugung gegen Rückfälle **bei Halsschmerzen**
- Ei, rohes → in Essig eingelegt und aufgelöst soll helfen
- Hering → Salzhering um den Hals legen und mit einer getragenen Socke festbinden
- Holunderbeeren, getrocknete → als Abkochung **gegen Halsentzündung**
- Kartoffel → gekocht als Wickel bei **Bronchitis, Halsschmerzen und Heiserkeit**
- Kuhdreck → wurde als Packung gegen **Hals und Mandelentzündung** um den Hals gelegt
- Leinsamen, geschrotet → als **Aufguss zum Gurgeln**
- Propolis → als Tinktur wirkt **sehr gut entzündungshemmend**
- Salbei → als Tee zum Gurgeln bei **Halsentzündung und Heiserkeit**
- Salz → Gurgeln mit möglichst heißem Salzwasser bei **Mandelentzündung**
- Schweineschmalz → mit Senf als Wickel bei **Halsentzündungen**
- Socke, getragene → um den Hals wickeln **lindert**
- Waffenöl → **desinfiziert** beim Gurgeln

- Winterrettich → als Saft mit Zucker bei **Erkältung, Heiserkeit, Halsschmerzen**

> *Hinweis:* Weitere Behandlungsmöglichkeiten finden Sie in meinem ersten Buch.

Hämorrhoiden

- Aalfett → bei **Hämorrhoiden** zum Einreiben

> *Hinweis:* Weitere Behandlungsmöglichkeiten finden Sie in meinem ersten Buch.

Hände

- Holundersaft → bei **peripheren Durchblutungsstörungen**, typisch bei **kalten Händen und kalten Füßen**
- Lehm als Packung → bei verstauchten Füßen, Knöcheln, Händen **mit Gelenkschwellungen**
- Schweinepenisfett → zum Einreiben der Holzgriffe, als Vorbeugung gegen Blasen an den Händen beim Arbeiten

Harnsäure

- Gurke → als Saft oder Tee aus den Gurkenranken, **wirkt ausleitend für die Harnsäure**

Harntreibend

- Bohnenschalen → als Tee wirken **harntreibend**
- Brennnessel → als Tee **wirkt harntreibend**
- Gurke → als Saft oder Tee aus den Gurkenranken **wirkt harntreibend**
- Hirse → **wirkt harntreibend**
- Winterrettich → als Saft wirkt **harntreibend**

Harnwegbeschwerden

- Petersilienwurzel → gekocht gegen **Harnwegentzündungen**

> *Hinweis:* Weitere Behandlungsmöglichkeiten finden Sie in meinem ersten Buch.

Hauteiden

- Buttermilch → zum Einreiben **bei spröder Haut**
- Erdnussöl → baden in Erdnussöl **heilt die rissige Haut**

- Gurke → als Auflage in Scheiben, **wirkt hautreinigend und gegen Pickel**
- Hirse → ist **heilsam bei Hautleiden**

Heiserkeit
- Blumenkohlkochwasser → bei **Heiserkeit, Kehlkopfentzündungen** und **Entzündungen der Bronchialschleimhaut**
- Ei → mit Zucker verquirlt hilft gegen **Heiserkeit und Schluckbeschwerden**
- Kartoffel → gekocht als Wickel bei **Bronchitis, Halsschmerzen und Heiserkeit**
- Rotkohl → als Sirup bei **Husten, Heiserkeit und bei Schnupfen**
- Salbei → als Tee zum Gurgeln bei **Halsentzündung und Heiserkeit**
- Winterrettich → als Saft mit Zucker bei **Erkältung, Heiserkeit, Halsschmerzen**
- Zucker → als Kandis in heißes Wasser **bei Husten und Heiserkeit**

Herpes
- Propolis → als Salbe **wirkt gegen Herpes**
- Salbei → als Tee zum Trinken und Betupfen bei **Herpes**

Herzleiden
- Hering → wirkt **appetitanregend und herzstärkend**
- Honig → wirkt **herzstärkend**
- Lindenblüten → als Tee **stärken Herz und Kreislauf bei grippalen Infekten**
- Petersilie → zur Unterstützung bei der **Nachbehandlung eines Herzinfarktes**
- Schinken → gilt als **herzstärkend**, verbessert die **Durchblutung der Herzkranzgefäße**

Achtung! ein geeigneter Therapeut sollte zusätzlich konsultiert werden.

Heuschnupfen
- Blütenpollen → **vorbeugend über den Winter** verbessern die Lage deutlich
- Honig → als Wabenhonig kauen **hilft bei Heuschnupfen**

> *Hinweis:* Weitere Behandlungsmöglichkeiten finden Sie in meinem ersten Buch.

Hexenschuss

- Katzenhaare/Fell → aufgelegt **lindern den Schmerz**
- Porree → gedämpft als Auflage **bei Hexenschuss**

Hühneraugen

- Ohrenschmalz → bei **Hühneraugen** regelmäßig auftragen
- Propolis → als Salbe wirkt **gegen Hühneraugen**

Husten

- Anis, Süßholz und braunem Kandiszucker bei **schwerem Husten**
- Feigen → als Abkochung mit Honig
- Fenchel → als Tee mit Honig bei **Husten**
- Franzbranntwein → einreiben der Fußsohlen und Erwärmung derselben am Feuer

bei **Schnupfen und Husten kleiner Kinder**

- Honig → als Hustensaft mit Schalotten
- Kartoffel → als Kochwasser ohne Salz, aber mit Honig gesüßt, lindert **trockenen Husten**
- Mairübe → als Sirup **gegen Husten und Bronchitis**
- Möhre → als Saft bei **Husten und Heiserkeit** auch gerieben und mit Honig gemischt einsetzbar
- Muskat → als Umschlag mit Schweinefett bei **Husten und Bronchitis**
- Runkelrübe → als Sirup mit Zwiebeln **gegen Husten und Bronchitis**
- Schweineschmalz → auf Leinentuch als Umschlag mit geriebenen Muskat

bei **Husten und Bronchitis**

- Schnecke → als Sirup gegen **nächtlichen Husten, Stickhusten** mit starker **Verschleimung**
- Spitzwegerich → als Tee/Saft/Sirup bei **Husten und Keuchhusten**
- Steckrübe → mit „Kluntjes“ **als Sirup**
- Thymian → als Tee/Tinktur **bei Reizhusten und Bronchitis** mit **Verschlimmerung beim Hinlegen**

- Thymian → als Tee/Tinktur **bei Reiz durch Verschlucken eines Krümels**
- Zucker → als Kandis in heißes Wasser **bei Husten und Heiserkeit**
- Zwiebel → als **Hustensirup gekocht**

Insektenstiche
- Buttermilch → zum Einreiben **bei Mückenstichen**
- Essig → zum Einreiben, auch zur Vorbeugung
- Knoblauch → zum Einreiben bei Insektenstichen
- Petersilie → zum Einreiben bei **Wespen- und Mückenstichen**
- Porree → unterer Teil als Kompresse aufgelegt **bei Insektenstichen**
- Ringelblume → als Tinktur zum Einreiben **hilft bei Insektenstichen**
- Zwiebel → zum Einreiben **bei Insektenstichen**
- Zitronensaft → zum Einreiben bei **juckenden Mückenstichen**

Ischiasbeschwerden
- Hirse → gemahlen in Joghurt, **lindert Ischiasleiden**

Hinweis: Weitere Behandlungsmöglichkeiten finden Sie in meinem ersten Buch.

Kälte
- Rum → als Grog zum **Durchwärmen des Körpers**
- Ingwer → kauen wirkt als **durchwärmendes Mittel**

Karbunkel
- Ei → Eiweiß verquirlt und auf Lappen gestrichen und aufgelegt, wirkt als Zugsalbe, auch die Eierhaut aufgelegt wirkt hier ganz gut
- Grünkohl → als Auflage mit blanchiertem Blatt bei **eitrigen Geschwüren**
- Hefe → innerlich eingenommen gegen **Furunkel und Karbunkel**
- Kuhdreck → aufgetragen und mit einem Tuch abgedeckt **öffnet das Geschwür**
- Rotkohl → blanchiertes Blatt als **Auflage bei Geschwüren**
- Weißkohl → als Auflage mit blanchiertem Blatt **bei Geschwüren**

Merksatz: Mehrere Pickel ergeben 1 Furunkel, mehrere Furunkel ergeben 1 Karbunkel.

Katerbeschwerden
- Hering → Salzhering essen **lindert Katerbeschwerden**

Kehlkopfentzündungen

- Blumenkohlkochwasser → bei **chron. Heiserkeit, Kehlkopfentzündungen** und **Entzündungen der Bronchialschleimhaut**

> *Hinweis:* Weitere Behandlungsmöglichkeiten finden Sie in meinem ersten Buch.

Keuchhusten

- Pferdeäpfel → als ausgepresster Saft, half **gegen Keuchhusten**
- Schnecke → als Sirup gegen **nächtlichen Husten, Keuchhusten** mit **starker Verschleimung**
- Schnecke → als Sirup gegen **Keuchhusten**
- Spitzwegerich → als Tee/Saft/Sirup bei **Husten und Keuchhusten**
- Winterrettich → als Saft mit Honig vermengt bei **Keuchhusten**

Kindermittel

- Feigen → für **häufig erkältete,** und für **blasse antriebsschwache Kinder**
- Franzbranntwein → einreiben der Fußsohlen und Erwärmung derselben am Feuer

bei **Schnupfen und Husten kleiner Kinder**

- Kamille → als Tee wirkt **beruhigend bei Kindern**
- Kümmel → als erwärmtes Säckchen zur **Auflage bei Blähungen**

Kniegelenk, Schmerzen, Beschwerden

- Milch, lauwarme → als Auflage mit getränktem Frotteelappen und mit 1 Tuch fixiert kann **Beschwerden lindern**
- Weißkohl → als Auflage vom blanchierten Weißkohl**, hemmt Entzündungen und Schwellungen**
- Quark → als Auflage, **wirkt entzündungshemmend**

Knochenbrüche

- Lebertran → verbessert die Heilung bei **Knochenbrüchen**

> *Hinweis:* Weitere Behandlungsmöglichkeiten finden Sie in meinem ersten Buch.

Knochenhautentzündung

- Schinkenknochenfett → zum Einreiben bei **Knochenhautentzündung**

Hinweis: Weitere Behandlungsmöglichkeiten finden Sie in meinem ersten Buch.

Koliken
- Kümmel → wirkt **gegen Blähungen** und **Koliken**
- Heublumensack → als Auflage bei **chron. und akuten Schmerzen**
- Heublumensack → bei Koliken von **Magen, Darm, Blase, Niere und Galle**
- Leinsamen → als warmes Säckchen **als Auflage**

Kopfschmerzen
- Apfel (Bio) → zur Vorbeugung essen
- Baldrian → als Tinktur bei **nervös bedingten Kopfschmerzen**

Hinweis: Weitere Behandlungsmöglichkeiten finden Sie in meinem ersten Buch.

Kraftlosigkeit
- Blütenpollen → zum Einnehmen
- Knochenmark → als **kraft verleihendes Mittel**
- Malzbier → mit Ei vermengt zur **Stärkung getrunken**

Krampfadern, knotige
- Erdnussöl → regelmäßiges einreiben mit Erdnussöl **ist hilfreich**

Krätze
- Essig → einreiben mit Essig **wirkt hier sehr gut**

Tipp: Sitzbezüge mit Essig einreiben, Wäsche vor dem Waschen in Essig einweichen.

Krebs
- Holunder → als Saft wirkt **krebshemmend** durch Anthocyane
- Rote Beete → als Saft wirkt **krebshemmend** durch Anthocyane

Zusätzl. Behandlung durch einen erfahrenen Heilpraktiker ist anzuraten.

Achtung! Nur zur unterstützenden Behandlung.

Kreislauf
- Honig → **stärkt Herz und Kreislauf**
- Senf → als Wickel auf Brust oder Rücken **bei Kreislaufschwäche**

Hinweis: Weitere Behandlungsmöglichkeiten finden Sie in meinem ersten Buch.

Läuse

- Petroleum → in die Haare gerieben **tötet die Läuse**
- Tabak → als Auszug mit Männerurin mit darin getränkten Lappen mit Handtuch fixiert als Auflage **tötet Läuse**

Lebererkrankungen

- Leinsamen → als warmes Säckchen **zur Auflage bei Leberschwellung**
- Milch, heiße → getränkter Lappen als Packung, lindert entzündliche **Erkrankungen der Leber, Gallenwege, Pankreas**
- Winterrettich → als Saft, hilft bei **Gallen und Leberleiden**

Achtung! Bei anhaltenden Beschwerden ist eine diagnostische Abklärung erforderlich!

Leibschmerzen

- Bernstein → als Pulver gemahlen **zur Linderung** einnehmen
- Baldrian → als Tinktur bei **nervös bedingten Magenkrämpfen**
- Kamille → als Tee bei **nervösen Magenbeschwerden**
- Kümmel → wirkt **gegen Blähungen** und **Koliken**

Achtung! Bei anhaltenden Beschwerden ist eine diagnostische Abklärung erforderlich!

Lippen

- Honig → auftragen bei **trockenen aufgesprungenen Lippen**
- Ohrenschmalz → bei **rissige Stellen an Finger und Lippen**
- Olivenöl → zum Auftragen bei **aufgesprungenen Lippen**
- Propolis → als Salbe **wirkt gegen Herpes**
- Weizenkeimöl → zum Auftragen bei **aufgesprungenen Lippen**

Lungenentzündung

- Schafskot → in Milch gekocht und mit Rübensirup vermischt, hilft bei **Lungenentzündung**
- Schafsurin → getrunken hilft bei **Lungenentzündung**
- Spitzwegerich → als Tee/Saft/Sirup bei **Lungenspitzenkatarrh**

- Thymian → als Tee/Tinktur **bei Reizhusten und Bronchitis und Lungenentzündung** mit **Verschlimmerung beim Hinlegen**

Achtung! Ein Facharzt sollte aufgesucht werden.

Lymphdrüsenentzündung
- Butter → **zur Unterstützung** dick mit Butter bestrichene Brote essen
- Schweineschmalz → auf Leinentuch als Umschlag bei **geschwollenen Lymphknoten**

Magenbeschwerden
- Bernstein → als Pulver gemahlen **zur Linderung** einnehmen
- Baldrian → als Tinktur bei **nervös bedingten Magenkrämpfen**
- Haferflocken → ein gutes Mittel gegen **Sodbrennen und Entzündung**
- Hering (Salz) → wirkt **appetitanregend und magenstärkend**
- Hering → **reinigt den Magen**
- Kamille → als Tee bei **nervösen Magenbeschwerden**
- Kartoffel, → roh gekaut oder als Presssaft **bei Magenübersäuerung**
- Kartoffel → unterstützend als Saft zur Rollkur **bei Magengeschwüren**
- Kümmel → wirkt **gegen Blähungen** und **Koliken**
- Mandeln → gekaut wirken **gegen Sodbrennen**
- Petersilie → 1 Zweig nach dem Essen gekaut, **hilft bei lästigem Aufstoßen**
- Pfefferminze → als Tee bei **verdorbenem Magen und bei Gallenschmerzen**
- Roggenbrei → als Roggenflupp **bei Magenschleimhautentzündung**
- Rum → als Grog, bei **Kältegefühl im Magen**
- Runkelrübe → Samen mit Milch und Knoblauch **gegen Bauchschmerzen**
- Spitzwegerich → als Tee/Saft bei **Magenbeschwerden**

Achtung! Bei anhaltenden Beschwerden ist eine diagnostische Abklärung erforderlich!

Magengeschwür
- Kartoffel → als Rollkur mit dem Presssaft **bei Magengeschwür**
- Roggenbrei → unterstützend als Roggenflupp **bei Magengeschwür**
- Weißkohl → als Saft zur Rollkur **bei Magengeschwüren**

> *Achtung!* Weitere Behandlungen durch einen erfahrenen Heilpraktiker sind erforderlich.

Magenerschlaffung

- Hering → wirkt appetitanregend und magenstärkend
- Ringelblume als Tee → wirkt magenstärkend

Magenschleimhautentzündung

- Hafer → als Brei bei **Magenschleimhautentzündung** und bei **Blähungen.**
- Leinsamen, geschrotet → als Aufguss **zur Linderung der Schmerzen**
- Kartoffel → roh gekaut oder als Presssaft **bei Magenübersäuerung**
- Ringelblume als Tee → **hilft bei Gefühl von Kneifen im Magen**
- Roggenbrei → als Roggenflupp **bei Magenschleimhautentzündung**

Mandelentzündung

- Bernsteinkette → als Vorbeugung gegen Rückfälle **bei Halsschmerzen**
- Ei, rohes → in Essig eingelegt und aufgelöst soll helfen
- Hering → Salzhering um den Hals legen und mit einer getragenen Socke festbinden
- Holunderbeeren, getrocknete → als Abkochung **gegen Halsentzündung**
- Kuhdreck → wurde als Packung gegen **Hals und Mandelentzündung** um den Hals gelegt
- Petroleum → **zum Gurgeln bei Mandelentzündung**
- Propolis → als Tinktur wirkt **sehr gut entzündungshemmend**
- Quark → als Wickel bei **Entzündungen und Schwellungen**
- Salbei → als Tee zum Gurgeln bei **Mandelentzündung**
- Salz → gurgeln mit möglichst heißem Salzwasser bei **Mandelentzündung**
- Socke, getragene → um den Hals wickeln **lindert**

Migräne

- Apfel (Bio) → zur Vorbeugung essen
- Ingwer → kauen/Tee wirkt gegen **Übelkeit und Kälte**

> *Hinweis:* Weitere Behandlungsmöglichkeiten finden Sie in meinem ersten Buch.

Milchfluss

- Fenchel → als Tee fördert den **Milchfluss**
- Malzbier → fördert den **Milchfluss**
- Sepiaschale → als Pulver **fördert den Milchfluss**

Milchschorf

- Pferde/Stutenmilch → trinken hilft **bei Ekzemen und Milchschorf**
- Ziegenmilch → trinken hilft **bei Ekzemen und Milchschorf**

Mineralstoffmangel

- Mandeln → gekaut haben viel Calcium, Magnesium und Kalium

Mittelohrentzündung

- Bernsteinkette → **zur Linderung** umhängen
- Geranienblatt → aufgerollt und ins Ohr gesteckt bei **Mittelohrentzündung**
- Kamille → im Säckchen über Dampf erhitzt **als Auflage auf das Ohr**
- Roggenbrot → leicht angebraten als Auflage **bei Mittelohrentzündungen**

Mückenstiche

- Buttermilch → zum Einreiben **bei Mückenstichen**
- Essig → zum Einreiben, auch zur Vorbeugung
- Knoblauch → zum Einreiben **bei Mückenstichen**
- Zwiebel → zum Einreiben **bei Mückenstichen**
- Zitronensaft → zum Einreiben bei **juckenden Mückenstichen**

Müdigkeit

- Blütenpollen → zum Einnehmen
- Knochenmark → als **stärkendes Mittel**

> ***Hinweis:*** Weitere Behandlungsmöglichkeiten finden Sie in meinem ersten Buch.

Mund

- Feigen → zum Kauen bei **Geschwüre des Mundes**
- Butter → lecken, bei Verbrennungen im **Mund und an der Zunge**
- Sahne → schlürfen bei Verbrennungen im **Mund und an der Zunge**
- Zitrone → als Saft, wirkt gegen **Mund- und Zahnfleischfäule**

> ***Hinweis:*** Weitere Behandlungsmöglichkeiten finden Sie in meinem ersten Buch.

Nackenschmerzen

- Heublumensack → als Auflage **lindert die Schmerzen**
- Körnerkissen → als Auflage **lindert die Schmerzen**
- Schafswolle → als Auflage **lindert die Schmerzen**
- Seide → auf die Stelle gelegt hilft bei **steifem Nacken**

> ***Hinweis:*** Weitere Behandlungsmöglichkeiten finden Sie in meinem ersten Buch.

Nagelbettentzündung

- Melkfett → bei Nagelbettentzündung

> ***Hinweis:*** Weitere Behandlungsmöglichkeiten finden Sie in meinem ersten Buch.

Nagelpilz

- Essigessenz → einpinseln mit einem Pinsel

Tipp: Regelmäßig ca. 1 Jahr 1-mal pro Tag lang durchführen und zusätzlich Biochemie Nr. 1 D12, Tablette nach Dr. Schüssler einnehmen.

Vorsicht! Die Essigessenz darf nicht auf die Haut gelangen, mit Wasser abwaschbar.

Nagelwachstum

- Hafer → wirkt durch Kieselsäure **stabilisierend**

Nasenbluten

- Essig → auf einen Lappen unter die Nase halten

> ***Hinweis:*** Weitere Behandlungsmöglichkeiten finden Sie in meinem ersten Buch.

Nasennebenhöhlenentzündung

- Gewürznelke → als Abkochung zur Mundspülung, wenn der **Schmerz von den Zähnen ausgeht**
- Grünkohl → als Auflage mit blanchiertem Blatt **bei eitrigen Entzündungen**
- Holunderblüten → als Tee **bei Nasennebenhöhlenentzündung**
- Honig → als Wabenhonig kauen **hilft bei Nasennebenhöhlenentzündung**

- Kamille → als Räucherung hilft bei **Nasennebenhöhlenentzündung**
- Senf → als Wickel **bei Nasennebenhöhlenentzündung**
- Thuja → **zum Inhalieren.** Richtige Lösung s. S. 183 u. Schnupfen.

Vorsicht! **Giftig!** Nicht trinken!

Vorsicht! Senfwickel im Gesicht nur durch Heilpraktiker oder Naturheilarzt.

Nasenschleimhautentzündung
- Holunderblüten → als Tee **bei Nasenschleimhautentzündung**
- Thuja → **zum Inhalieren.** Richtige Lösung s. S. 183 u. Schnupfen.

Vorsicht! **Giftig!** Nicht trinken!

Nervenschmerzen
- Essig → zum Einreiben kann hier **lindernd** wirken
- Heublumensack → als Auflage bei **chron. und akuten Schmerzen**

Hinweis: Weitere Behandlungsmöglichkeiten finden Sie in meinem ersten Buch.

Nervenzusammenbruch
- Kakao → wirkt **nervenstärkend und beruhigend**
- Kakao → wirkt **auch gegen das Zittern**

Nervosität
- Apfelschale (Bio) → bei **Unruhe, Nervosität und Schlafstörungen** als Tee zubereitet
- Baldrian → als Tinktur bei **Unruhe, Nervosität und Einschlafstörungen**
- Blütenpollen → zum Einnehmen für **innerliche Ausgeglichenheit**
- Kamille → als Tee wirkt **beruhigend bei Kindern**
- Knoblauch → hat eine **leicht beruhigende Wirkung**

Hinweis: Weitere Behandlungsmöglichkeiten finden Sie in meinem ersten Buch.

Neurodermitis
- Pferdemilch, Stutenmilch → innerlich und äußerlich **bei allergischen Ekzemen**
- Ziegenmilch → trinken hilft **bei Ekzemen und Milchschorf**

Nierenleiden
- Blumenkohl → gilt als **nierenfreundlich**
- Bohnenschalen → als Tee wirken **harntreibend**
- Brennnessel → als Tee **wirkt harntreibend**
- Buttermilch → gilt als besonders **nierenfreundlich**
- Dicke Bohnenschalen → als Tee **wirken harntreibend**
- Pfefferminze → als Tee zur **Belebung der Nierentätigkeit**
- Winterrettich → als Saft hilft bei **Nierensteinen** und wirkt **harntreibend**

Ödeme
- Gurke → als Saft oder Tee aus den Gurkenranken **wirkt entwässernd** bei geschwollenen Beinen

Offene Beine
- Breitwegerich → als Blattauflage ist hier **sehr hilfreich**
- Quark → als Wickel bei einem **offenen Beingeschwür**

> *Hinweis:* Weitere Behandlungsmöglichkeiten finden Sie in meinem ersten Buch.

Ohrenleiden
- Bernsteinkette → **zur Linderung** umhängen
- Geranienblatt → aufgerollt und ins Ohr gesteckt bei **Mittelohrentzündung**
- Geranienblatt → aufgerollt und ins Ohr gesteckt bei **Ohrgeräuschen**
- Petroleum → auf Wattebausch ins Ohr gesteckt **bei Ohrenschmerzen**
- Roggenbrot → leicht angebraten als Auflage **bei Mittelohrentzündungen**
- Schafswolle → als Auflage **lindert Ohrenschmerzen**
- Waffenöl → erwärmt ins Ohr geträufelt **lindert Ohrenschmerzen**
- Zitrone → auslutschen hilft bei **Ohrspeicheldrüsensteinen**
- Zwiebel → als Auflage hilft bei **Ohrenschmerzen**

Achtung! Bei anhaltenden Beschwerden sollte ein Therapeut zu Rate gezogen werden.

Osteoporose

- Lebertran → bewährt **bei Osteoporose**

Pickel

- Gurkenscheiben → als Auflage **wirken hautreinigend** und **gegen Pickel**

Querverweis: Siehe eventuell auch unter Darmflora.

> *Hinweis:* Weitere Behandlungsmöglichkeiten finden Sie in meinem ersten Buch.

Pilzerkrankungen

- Kümmel → hat hier eine wachstumshemmende Wirkung
- Propolis → in D2 als Tropfen wirkt gut bei **Darmpilzerkrankungen**
- Ringelblume → wirkt gut bei **Hautpilz**

Achtung! Eine Diät ist zusätzlich erforderlich!

Prellungen

- Butter → zum Auftragen **lindert die Beschwerden**
- Essigsaure Tonerde → **Blutergüssen, Prellungen, Zerrungen, Verstauchungen, sorgt für Kühlung und lindert die Schmerzen**
- Grünkohl → als Blattauflage bei **Prellungen, Quetschungen, Druckstellen**
- Ringelblume → als Salbe hilft bei **Prellungen und Verstauchungen**

> *Hinweis:* Weitere Behandlungsmöglichkeiten finden Sie in meinem ersten Buch.

Prostataleiden

- Blütenpollen → zum Einnehmen **lindern Prostataleiden spürbar**
- Brennnessel → die Wurzeln als Tee, eignen sich gut zur Behandlung bei einer **gutartigen Prostatavergrößerung.**
- Tomatenmark → bei **Vergrößerung der Prostata senkt** den **PSA-Wert**, ist sogar zur unterstützenden Behandlung bei **Prostatakrebs** geeignet

> *Hinweis:* Weitere Behandlungsmöglichkeiten finden Sie in meinem ersten Buch.

Quetschungen

- Butter → zum Auftragen **lindert die Beschwerden**

- Essigsaure Tonerde → **Blutergüssen, Prellungen, Zerrungen, Verstauchungen, sorgt für Kühlung und lindert die Schmerzen**
- Grünkohl → als Blattauflage bei **Prellungen, Quetschungen, Druckstellen**

Regelbeschwerden
- Thymian → als Tee bei **Schmerzen im unteren Rücken und Unterleib**

Achtung! Weitere Behandlungsmöglichkeiten, s. in meinem ersten Buch.

Reisekrankheit
- Ingwer → kauen gegen **Übelkeit**
- Petersilie → auf die Brust hängen gegen **Übelkeit**

Reizblase
- Birnenblätter → als Tee oder Tinktur **helfen gut bei Reizblase**

Rheumatische Beschwerden
- Ameisenspiritus → zum Einreiben bei **Rheuma und auch bei Gliederschmerzen.**
- Essig → zum Einreiben kann hier **lindernd** wirken
- Heublumensack → als Auflage bei **chron. und akuten Schmerzen**
- Katzenhaare → aufgelegt **lindern den Schmerz**
- Schafwolle → als Auflage **lindert die Schmerzen**
- Thymian → als Tee bei **Schmerzen, wenn schlimmer beim Hinlegen**

Rippenfellentzündung
- Eierschale → pulverisiert eingenommen soll die **Beschwerden lindern**
- Schafwolle → als Auflage bei **Rippenfellentzündung**

Achtung! Ein geeigneter Therapeut sollte unbedingt zu Rate gezogen werden.

Scheide und Schamlippen
- Quark → als Wickel bei **äußerer Wundheit und Entzündung,** als Auflage mit einer Damenbinde

Schienbein, Schmerzen im
- Essigsaure Tonerde → **sorgt für Kühlung** u. **lindert die Schmerzen**

Schilddrüse

- Ziegenmilch → trinken **harmoniert die Schilddrüse**

Schlafstörungen

- Apfelschale (Bio) → als Tee bei **Unruhe, Nervosität, Schlafstörungen**
- Baldrian → als Tinktur bei **nervös bedingten Einschlafstörungen**
- Blütenpollen → zum Einnehmen für **innerliche Ausgeglichenheit**
- Dillsamen → als Tee wirken **schlaffördernd**
- Hafer → als Tinktur wirkt gut **schlaffördernd**
- Lindenblüten → als Schlummerbad **wirken schlaffördernd**. Besonders für Schwangere geeignet.
- Milch → heiß mit Honig und Eigelb **gegen Schlaflosigkeit**

> ***Hinweis:*** Weitere Behandlungsmöglichkeiten finden Sie in meinem ersten Buch.

Schleimbeutelentzündung

- Quark → als Wickel bei **Schleimbeutelentzündung**

Schluckauf

- Dillsamen → als Tee gelten als **prompt wirkendes Mittel**
- Essig → auf 1 Stück Würfelzucker einnehmen

Schluckbeschwerden

- Ei → mit Zucker verquirlt hilft gegen **Heiserkeit und Schluckbeschwerden,** wirkt auch, wenn man sich durch heiße Getränke verbrannt hat

Schmerzen

- Dillsamen → in Wein gesotten und getrunken **lindern Schmerzen**
- Heublumensack → als Auflage bei **chron. und akuten Schmerzen**
- Leinsamen → als warmes Säckchen zur Auflage **bei Muskelverhärtungen**
- Schweinefett → mit Salz und Essig als Wickel bei **schmerzhaften Schwellungen**
- Thymian → als Tee/Tinktur **bei Schmerzen,** wenn **schlimmer beim Hinlegen**

Vorsicht! *Anhaltende Beschwerden müssen diagnostisch abgeklärt werden!*

Schnupfen

- Franzbranntwein → einreiben der Fußsohlen und Erwärmung derselben am Feuer
- bei **Schnupfen und Husten kleiner Kinder**
- Kamille → als Tee hilft bei **Erkältungen mit Schnupfen**
- Kamille → als Räucherung hilft bei **akutem Schnupfen**
- Rotkohl → als Sirup bei **Husten, Heiserkeit und bei Schnupfen**
- Thuja → **zum Inhalieren.** ***Vorsicht!*** **Giftig!** Nicht trinken!

> *Hinweis:* Weitere Behandlungsmöglichkeiten finden Sie in meinem ersten Buch.

Schulter und Nackenschmerzen

- Heublumensack → als Auflage **lindert die Schmerzen**
- Körnerkissen → als Auflage **lindert die Schmerzen**
- Schafswolle → als Auflage **lindert die Schmerzen**
- Seide → auf die Stelle gelegt hilft bei **steifem Nacken**

> *Hinweis:* Weitere Behandlungsmöglichkeiten finden Sie in meinem ersten Buch.

Schuppenflechte

- Hirse → ist hilfreich durch Kieselsäure bei **Hautleiden**
- Petroleum → abwaschen der Stellen damit **lindert die Beschwerden**
- Pferdemilch, Stutenmilch → innerlich und äußerlich **bei Ekzemen**
- Ziegenmilch → trinken hilft **bei Ekzemen und Milchschorf**

> *Hinweis:* Weitere Behandlungsmöglichkeiten finden Sie in meinem ersten Buch.

Schwäche

- Blütenpollen → zum Einnehmen
- Hühnerbrühe → bei **schwächenden und auszehrenden Krankheiten**
- Knochenmark → als **stärkendes Mittel**
- Malzbier → mit Ei vermengt zur **Stärkung getrunken**
- Rinderbrühe → bei **schwächenden und auszehrenden Krankheiten**
- Rum → 1 Schuss in den Tee, wenn der Körper durch Grippe **sehr geschwächt** ist

• Rotwein → mit Ei verquirlt zur **Stärkung nach einer Grippe**

Hinweis: Früher riet man Kindern, die schwach waren und Asthma hatten, im Kuhstall zu spielen.

Schwangerschaftsstreifen

• Erdnussöl → regelmäßiges Einreiben mit Erdnussöl **ist hilfreich**

Zusätzlicher Tipp: Die Haut braucht viel Sonne.

Schweißtreibend

• Bier → als heißes Bier mit gebratenem Speck **wirkt schweißtreibend**
• Hirse → **wirkt schweißtreibend**
• Holunderblütentee → wirkt **schweißtreibend**
• Lindenblütentee → wirkt ebenfalls **schweißtreibend**

Schwellungen

• Grünkohl → als Auflage mit blanchiertem Blatt **bei Entzündungen**
• Quark → als Wickel bei **Entzündungen und Schwellungen**
• Schweinerüssel → als Packung bei **geschwollenen Brüsten und anderen Geschwülsten**
• Schweineschmalz → zum Einreiben bei **Brustentzündungen und Schwellungen**
• Weißkohl → als Auflage mit blanchiertem Blatt **bei Entzündungen und Schwellungen**

Schwerhörigkeit

• Aalfett → zum Einreiben des Ohres

Achtung! Weitere Behandlung durch einen geeigneten Therapeuten ist erforderlich.

Schwindelanfälle

• Baldrian → als Tinktur bei **nervös bedingten Schwindelanfällen**

Hinweis: Weitere Behandlungsmöglichkeiten finden Sie in meinem ersten Buch.

Schwitzen

• Salbei → als Tee hilft gegen **übermäßiges Schwitzen**

Hinweis: Weitere Behandlungsmöglichkeiten finden Sie in meinem ersten Buch.

Seekrankheit

- Ingwer → kauen wirkt gegen **Übelkeit und Erbrechen**

Sehnenquetschung/Sehnenzerrung

- Breitwegerich → als Blattauflage wirkt gut **bei einer Sehnenquetschung**, auch bei einer **Sehnenzerrung**

Hinweis: Weitere Behandlungsmöglichkeiten finden Sie in meinem ersten Buch.

Sehnenscheidenentzündung

- Breitwegerich → als Blattauflage wirkt gut **bei Sehnenscheidenentzündung**
- Milch, lauwarme → als Bad bei **Sehnenscheidenentzündung und Tennisellenbogen**
- Wasser → den Arm unter einen kalten Wasserstrahl halten **lindert die Beschwerden**

Hinweis: Weitere Behandlungsmöglichkeiten finden Sie in meinem ersten Buch.

Sodbrennen

- Haferflocken → ein gutes Mittel gegen **Sodbrennen**
- Kartoffel, → roh gekaut oder als Presssaft **bei Magenübersäuerung**
- Kartoffel → unterstützend als Saft zur Rollkur **bei Magengeschwüren**
- Mandeln → gekaut wirken **gegen Sodbrennen**
- Schlemmkreide → **hilft bei Sodbrennen**

Achtung! Bei anhaltenden Beschwerden ist eine diagnostische Abklärung erforderlich!

Hinweis: Weitere Behandlungsmöglichkeiten finden Sie in meinem ersten Buch.

Sommersprossen

- Pferdemilch, Stutenmilch → regelmäßig das Gesicht damit waschen, hilft **gegen Sommersprossen**

Sonnenbrand

- Buttermilch → zum vorsichtigen Einreiben bei **Sonnenbrand**

Tipp: Man kann auch ein Baumwollhemd in Buttermilch getaucht anziehen.

- Olivenöl → zum Auftragen bei **Sonnenbrand auf der Nase**
- Tomaten → Scheiben als Auflage bei **Sonnenbrand**

Speichelfluss

- Bernsteinstücke → in den Mund nehmen zur **Anregung des Speichelflusses**

Speiseröhrenentzündung

- Kartoffel, → als Rollkur mit dem Presssaft **bei Sodbrennen**
- Roggenbrei → unterstützend **bei Speiseröhrenentzündung**

Tipp: Hilfreich ist hier die Verwendung von Liebstöckel in der Küche.

Achtung! Weitere Behandlungen durch einen erfahrenen Heilpraktiker sind erforderlich.

Hinweis: Weitere Behandlungsmöglichkeiten finden Sie in meinem ersten Buch.

Splitter

- Zwiebel → Scheibe aufgelegt und umwickelt, **hilft bei Splitter im Finger,** der Splitter lässt sich dann leichter herausziehen

Stärkungsmittel

- Bernstein → als Tinktur einnehmen
- Blütenpollen → zum Einnehmen
- Ei → mit Zucker verquirlt zur **Steigerung des Wohlbefindens**
- Hühnerbrühe → bei **schwächenden und auszehrenden Krankheiten**
- Knochenmark → als **stärkendes Mittel**
- Malzbier → mit Ei vermengt zur **Stärkung getrunken**
- Rinderbrühe → bei **schwächenden und auszehrenden Krankheiten**

- Rum → 1 Schuss in den Tee, wenn der Körper durch **Grippe geschwächt** ist
- Rotwein → mit Ei verquirlt zur **Stärkung nach einer Grippe**

Stress
- Apfelschale (Bio) → bei Unruhe, Nervosität und Schlafstörungen als Tee zubereitet
- Baldrian → als Tinktur **zur Beruhigung bei innerliche Unruhe**
- Blütenpollen → zum Einnehmen für **innerliche Ausgeglichenheit**
- Hafer → als Spezialteller bei **innerer Unruhe** und zur **Stressbewältigung**
- Knoblauch → hat eine **leicht beruhigende Wirkung**

Hinweis: Weitere Behandlungsmöglichkeiten finden Sie in meinem ersten Buch.

Stuhlgang
- Gurke → als Saft **wirkt stuhlregulierend**
- Roggen → als Brei **wirkt stuhlregulierend**

Hinweis: Weitere Behandlungsmöglichkeiten finden Sie in meinem ersten Buch.

Stuhlgang zu stark
- Dicke Bohne → gekocht und zerstampft, als Mehl dann gemahlen

Tennisellenbogen
- Breitwegerich → als Blattauflage wirkt gut **bei Tennisellenbogen**
- Milch, lauwarme → als Bad bei **Sehnenscheidenentzündung und Tennisellenbogen**
- Wasser → den Arm unter einen kalten Wasserstrahl halten **lindert die Beschwerden**

Übelkeit
- Ingwer → kauen wirkt gegen **Übelkeit und Erbrechen**

Hinweis: Weitere Behandlungsmöglichkeiten finden Sie in meinem ersten Buch.

Ulcus cruris siehe unter offene Beine

Unruhe

- Apfelschale (Bio) → bei Unruhe, Nervosität und Schlafstörungen als Tee zubereitet
- Baldrian → als Tinktur **zur Beruhigung bei innere Unruhe**
- Blütenpollen → zum Einnehmen für **innere Ausgeglichenheit**
- Hafer → bei **innerer Unruhe** und zur **Stressbewältigung**
- Kamille → als Tee wirkt **beruhigend bei Kindern**
- Knoblauch → hat eine **leicht beruhigende Wirkung**

> *Hinweis:* Weitere Behandlungsmöglichkeiten finden Sie in meinem ersten Buch.

Verbrennungen

- Breitwegerich → als **Blattauflage auch bei Brennnesselverbrennungen**
- Buttermilch → zum vorsichtigen Einreiben bei **leichten Verbrennungen**
- Kuhdreck → bei **Verbrennungen und Verbrühungen** aufgetragen und mit einem Lappen umwickelt, dies lindert auch die Schmerzen
- Rotwein → Finger eintauchen bei **leichten Verbrennungen am Finger**
- Tomaten → Scheiben als Auflage bei **Verbrennung durch Feuerquallen**

Querverweis: Siehe eventuell auch unter Sonnenbrand.

Verrenkungen

- Breitwegerich → als Auflage bei **Quetschungen** oder **Sehnenzerrungen**
- Essigsaure Tonerde → **Blutergüssen, Prellungen, Zerrungen, Verstauchungen**
- sorgt für **Kühlung und lindert die Schmerzen**
- Franzbranntwein → einreiben bei **Verrenkungen** und **Verstauchungen**
- Salz → Baden des **geschwollenen Fußes/Hand in heißem Salzwasser**

Verstauchungen

- Breitwegerich → als Auflage bei **Quetschungen** oder **Sehnenzerrungen.**

- Butter → zum Auftragen **lindert die Beschwerden**
- Essigsaure Tonerde → **Blutergüssen, Prellungen, Zerrungen, Verstauchungen,** sorgt für **Kühlung und lindert die Schmerzen**
- Franzbranntwein → einreiben bei **Verrenkungen** und **Verstauchungen**
- Ringelblume → als Salbe hilft bei **Prellungen und Verstauchungen**
- Salz → Baden des **geschwollenen Fußes/Hand in heißem Salzwasser**

Verstopfung/Obstipation
- Buttermilch → wirkt gut bei **Verstopfung**
- Buttermilch → gilt hier als **Rohrreiniger**
- Pflaumen → essen gegen **Verstopfung**
- Roggenbrei → lindert durch einen **geregelten Stuhlgang**
- Sauerkrautsaft → wirkt gegen **leichte Stuhlverstopfung**

> ***Hinweis:*** Weitere Behandlungsmöglichkeiten finden Sie in meinem ersten Buch.

Warzen
- Pferdeschweiß → zum Einreiben, soll gegen **Warzen** helfen
- Zuckerrübensirup → zum Einreiben, soll gegen **Warzen** helfen

> ***Hinweis:*** Weitere Behandlungsmöglichkeiten finden Sie in meinem ersten Buch.

Wespenstiche
- Knoblauch → zum Einreiben bei **Insektenstichen**
- Petersilie → zum Einreiben bei **Wespen und Mückenstiche**
- Ringelblume → als Tinktur zum Einreiben bei **Insektenstichen**
- Sahne → Auftragen von Sahne hilft bei **Wespenstichen**
- Zwiebel → zum Einreiben **bei Insektenstichen**

Wochenbett
- Apfel (Bio) → zur Vorbeugung von **Wochenbettfieber** essen
- Zuckerrübensirup → mit Schnaps, fördert den **Abgang der Nachgeburt,** dient auch zur **Blutbildung und Reinigung**

Wollust
- Hering → als Bückling gegessen **soll angeblich die Wollust fördern**

Wunden

- Honig → wirkt **wundheilend**
- Rindertalg → als Auflage **bei eitrigen Wunden**, auch wenn mit Schlacken verunreinigt
- Ringelblume → als Salbe fördert die **Wundheilung**
- Rotkohl → blanchiertes Blatt als Auflage und Kochwasser zum Auswaschen von **entzündeten Wunden**
- Sauerteig → als Auflage bei Wunden am Bein mit **Frost und Kälteschäden**
- Schmierseife → zum Auswaschen **entzündlicher und eiteriger Wunden**
- Spinnweben → als **blutstillendes Pflaster auf Wunden**
- Spitzwegerich → als Auflage bei **schlecht heilenden Wunden**
- Waffenöl → **desinfiziert** und heilt **kleinere Wunden**

> *Hinweis:* Weitere Behandlungsmöglichkeiten finden Sie in meinem ersten Buch.

Würmer

- Baldrian → als Tee/Tinktur wurde **gegen Würmer** gebraucht
- Hering (Salz) → mit Gräten nüchtern eingenommen **soll Würmer vertreiben**
- Knoblauch → **reinigt den Darm und vertreibt Würmer**
- Möhre → rohe, morgens nüchtern essen **vertreibt Maden und Spulwürmer**

> *Hinweis:* Weitere Behandlungsmöglichkeiten finden Sie in meinem ersten Buch.

Zahn und Kieferprobleme (chronisch)

- Bernsteinkette → umhängen
- Geranienblatt → aufgerollt und ins Ohr gesteckt bei **Zahnschmerzen, welche zum Ohr hinziehen**
- Gewürznelke → zum Kauen bei **Zahnschmerzen**

> *Hinweis:* Weitere Behandlungsmöglichkeiten finden Sie in meinem ersten Buch.

Zahnfleischentzündung

- Leinsamen, geschrotet → als **Aufguss zur Mundspülung**

Zahnputzpulver

- Schlemmkreide → auf Zahnbürste zum Zähneputzen verwendbar

Zahnschmerzen

- Geranienblatt → aufgerollt und ins Ohr gesteckt bei **Zahnschmerzen, welche zum Ohr hinziehen**
- Gewürznelke → zum Kauen bei **Zahnschmerzen**
- Petroleum → auf Wattebausch ins Zahnloch gesteckt **lindert den Schmerz**
- Rum, Strohrum → mit dem Finger auf den Zahn gerieben **lindert den Schmerz**

Zahnungsprobleme bei Kindern

- Bernsteinkette → umhängen

Zerrungen

- Ameisenspiritus → zum Einreiben kann **die Beschwerden lindern**
- Breitwegerich → als **Blattauflage lindert die Beschwerden**
- Butter → zum Auftragen **lindert die Beschwerden**
- Essigsaure Tonerde → **Blutergüssen, Prellungen, Zerrungen, Verstauchungen, sorgt für Kühlung und lindert die Schmerzen**

> ***Hinweis:*** Weitere Behandlungsmöglichkeiten finden Sie in meinem ersten Buch.

Zittern

- Kakao → wirkt **gegen das Zittern und beruhigt**

> ***Hinweis:*** Weitere Behandlungsmöglichkeiten finden Sie in meinem ersten Buch.

Zunge

- Butter → anlecken bei **Verbrennungen im Mund und an der Zunge**
- Sahne → schlürfen bei **Verbrennungen im Mund und an der Zunge**

> ***Hinweis:*** Weitere Behandlungsmöglichkeiten finden Sie in meinem ersten Buch.

Von ostfriesischen Bauern, Bäuerinnen und Landfrauen

Neben historischen Texten geht ein Großteil der in diesem Buch aufgeführten Heilmittel, auf das Wissen zahlreicher Bauern und Bäuerinnen zurück, die mir stets bereitwillig Auskunft gaben und noch vieles zu berichten wussten. Als weitere wichtige Quelle für mündliche Überlieferungen sind auch die ostfriesischen Landfrauenvereine zu nennen, viele Tipps bekam ich jedoch auch von den Landfrauen im angrenzenden Ammerland, Cloppenburg und im Emsland und von meinen Patienten in meiner Heilpraxis. Es würde den Rahmen dieses Buches sprengen, sämtliche der vielen Menschen, die mir mit ihrem Wissen geholfen haben, namentlich aufzuführen. Ihnen allen gilt mein Dank, denn ohne sie wäre dieses Buch nicht möglich gewesen.

Dorthe Aden

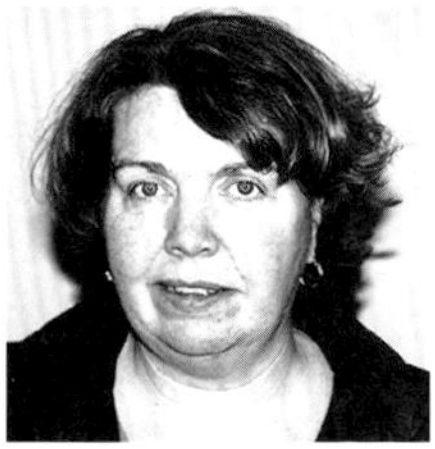

kam am 27.10.1967 in Wiesmoor zur Welt und ist bis heute als traditionelle ostfriesische Knochenbrecherin tätig. Von ihr erhielt ich eine Anzahl alter Rezepturen, die noch von ihrem heilkundigen Großvater aus Aurich-Oldendorf stammen. Einige davon wurden in das Buch aufgenommen.

Gerda Baumfalk geb. Otten

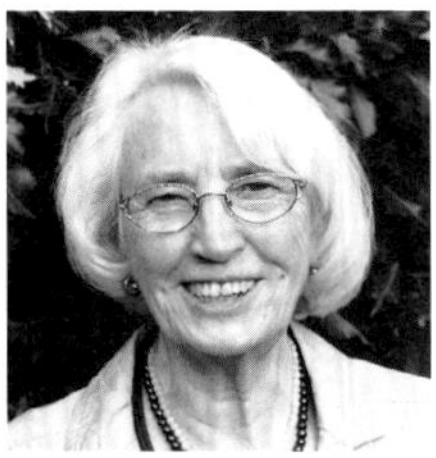

wurde am 18.08.1936 in Glansdorf geboren, lebt heute in Rhauderfehn und arbeitete bis zu ihrer Pensionierung als Handarbeitslehrerin. Sie berichtete mir von vielen, in Ostfriesland früher üblich gewesenen Anwendungen mit verschiedenen Heilmitteln und Heilpflanzen, an die sie sich noch aus eigener Erfahrung erinnern konnte, darunter beispielsweise die Anwendung von Kartoffelsaft mit Honig bei Husten und Karottensaft als Gesichtswasser.

Wilhelmine Becker geb. Ferdinand (Oma Minchen)

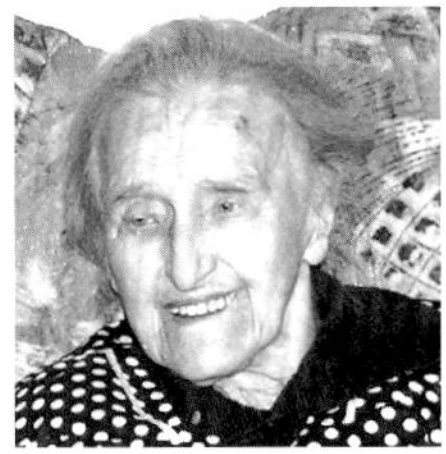

Oma Minchen wurde am 04.02.1912 in Selverde geboren und verstarb am 29.04.2010 in ihrem 98. Lebensjahr. Ich hatte das große Glück, einige Jahre lang ihr Nachbar zu sein, denn sie verfügte über ein enorm großes Wissen der ostfriesischen Volksheilkunde, von dem sie mir im Laufe etlicher Jahre unglaublich viel erzählte. Es handelt sich um ein grandioses, uraltes bäuerliches Heilwissen, welches bis dahin niemals aufgeschrieben worden war. Neben den Aufzeichnungen Jan van Diekens war Oma Minchen meine allerwichtigste Quelle für die ostfriesische Volksmedizin. Bei einem im Jahre 2008 gedrehten NDR-Film zu diesem Thema wirkte auch sie mit.

Enno Bruns

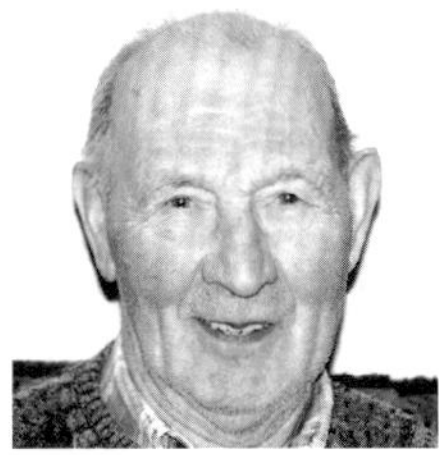

wurde am 19.10.1933 in Jübberde in der ostfriesischen Gemeinde Uplengen geboren. Enno ist ein älterer Bauer, der mir von etlichen interessanten Heilanwendungen für Menschen und Tiere berichtete, darunter die Behandlung von Klauen- und Hufentzündungen mit Buchenholzteer, das Aufziehen von Geschwüren mit Weißkohlblättern u. a. Enno Bruns und seine Frau wirkten 2007 und 2008 bei zwei NDR-Filmen über die ostfriesische Volksmedizin mit.

Jan van Dieken, ostfriesischer Pastor und Botaniker

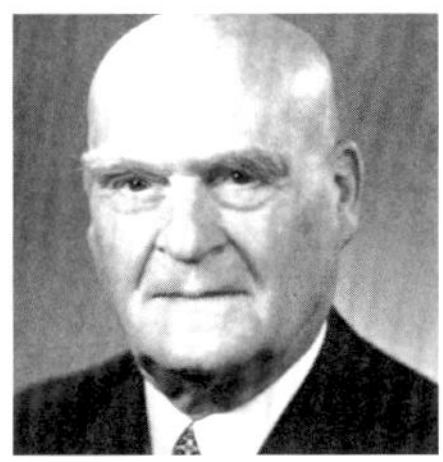

wurde am 12.03.1893 in Stickhausen im Jümme-Gebiet geboren und verstarb am 26.04.1971. Wegen seiner Glatze wurde er oft auch „Jan Glatt" genannt. Noch vor dem 1. Weltkrieg studierte er Biologie mit Schwerpunkt Botanik. Im 1. Weltkrieges geriet er als Soldat in lebensbedrohliche Situationen, sodass er Erzählungen zufolge Gott anflehte: „Herr, wenn Du mich hier wieder lebendig herausholst, dann werde ich Pastor." Nach dem Krieg löste er dieses Gelübde ein und wurde Pastor, doch seine Liebe zu den Pflanzen blieb ungebrochen. Er widmete sich u. a. der systematischen Botanik und besuchte im Laufe von 30 Jahren heilkundige ostfriesische Bauern, Bäuerinnen und Schäfer, um diese nach ihrem Wissen zu befragen. Um dieses uralte Wissen schriftlich festhalten zu können, war es nötig, die in den verschiedenen Gegenden Ostfrieslands gebräuchlichen und zum Teil voneinander abweichenden plattdeutschen Pflanzennamen zu übersetzen. Als er starb, hinterließ er umfangreiche Aufzeichnungen, die von mir ausgewertet werden durften. Bei seiner Sammlung handelt es sich um die größte jemals schriftlich festgehaltene Quelle über die ostfriesische Volksmedizin.

Lena Folkerts (Oma Lena)

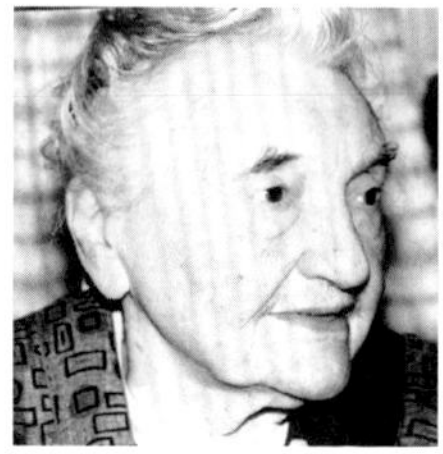

wurde am 26.10.1893 geboren und starb am 15.02.1993. Oma Lena und ihr Mann Folkert Folkerts (15.07.1892 – 04.02.1963) waren ab etwa 1925 in ihrem Bauernhaus in Bühren in der Gemeinde Uplengen als Heilkundige tätig. Beide waren auch als gute Augendiagnostiker bekannt. Ich selbst war als Kind noch Patient bei Oma Lena. Ihr großes Wissen gaben die beiden an ihren Neffen, den alten ostfriesischen Heilpraktiker Willem Scharrel weiter, der sein Wissen wiederum mir weitergegeben hat.

Geeske Gerdes (genannt Oll Geesmöh)

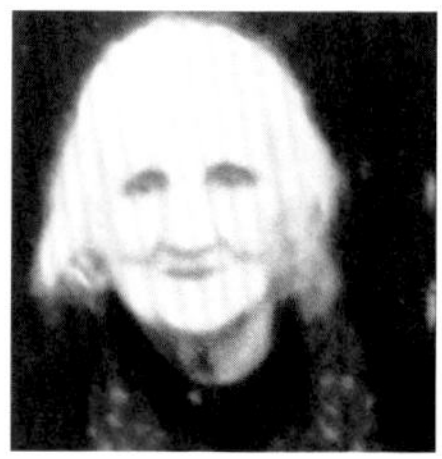

wurde am 31.10.1877 geboren und verstarb am 31.01.1964. Die Oll Geeschmöh war eine kräuterkundige Frau, die sich auch mit Hausmitteln sehr gut auskannte und Oma Minchens Nachbarin war. Sie überließ Oma Minchen eine Reihe ihrer Rezepte und Anwendungen. Hierzu zählt z. B. die Anwendung von Krauseminze als Dampfbad bei einer Blasenentzündung und das Rezept zu einer Salbe gegen Verstauchungen aus Schweinefett, Essig und Salz.

Johannes Gerdes (auch Hans genannt)

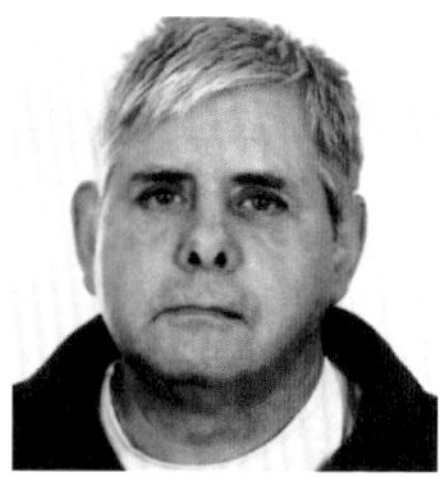

Hans Gerdes wurde am 23.09.1940 geboren und verstarb am 14.08.2010. Er lebte und arbeitete als ostfriesischer Knochenbrecher in Bentstreek. Von ihm und seiner Frau erfuhr ich vieles aus der ostfriesischen Volksmedizin. Von Hans bekam ich viele interessante Hinweise über die Anwendungen einzelner Hausmitteln, darunter z. B. das Baden eines entzündeten Ellenbogens in warmer Milch und vieles mehr.

Jonas Goldschmidt, Dr. med.

wurde am 28.03.1806 in Oldenburg geboren, wo er am 28.03.1900 verstarb. Dr. Jonas Goldschmidt besuchte das Gymnasium seiner Heimatstadt und studierte ab 1824 in Göttingen und in Wien Medizin. Im Jahre 1828 ließ er sich in Oldenburg als Arzt nieder. Bei Hausbesuchen von Patienten im

Oldenburger Land und im benachbarten Ammerland wurde er häufig Zeuge von Anwendungen aus der bäuerlichen Heilkunde. Diese Beobachtungen schrieb er nieder und veröffentlichte sie in einem kleinen Buch, welches 1854 erschien. Durch die Korrespondenz mit einigen ostfriesischen Kollegen erfuhr er, dass es viele Parallelen gab. Der Verleger Theo Schuster entdeckte das Büchlein 1978 in der Landesbibliothek in Oldenburg und publizierte es als Nachdruck, sodass es heute wieder zur Verfügung steht.

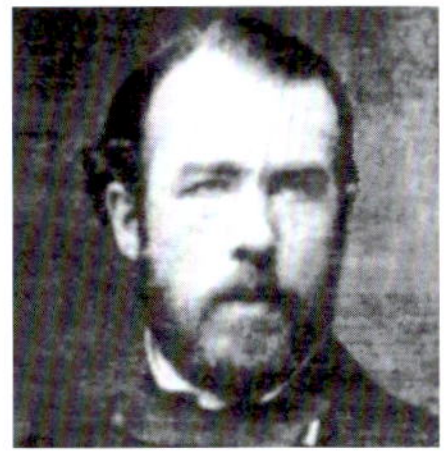

Johann Hinderks, Imker und Heilkundiger

kam am 15.02.1937 in Lammertsfehn/Ostfriesland zur Welt und wohnte bis zu seinem Tode am 28.7.2016 in Elisabethfehn. Johann war ein in der Naturheilkunde sehr bewanderter ostfriesischer Imker, der mir viele Tipps aus der Volksheilkunde gegeben hat. Seine vielen Anregungen haben sehr zum Gelingen dieses Buches beigetragen. Er überließ mir etliche Rezepturen, die in diesem Buch berücksichtigt wurden.

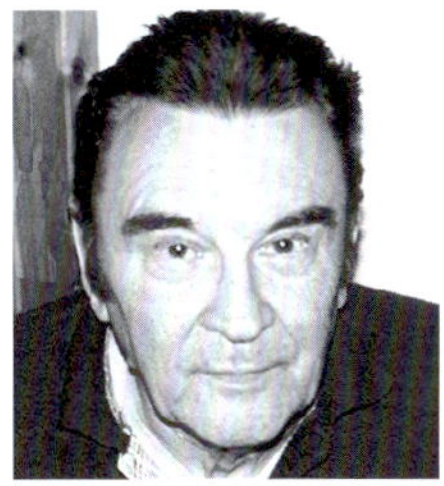

Helga Köhne

wurde am 30.04.1938 in Bohlenberge Friesland geboren und verstarb am 17.06.2014 in Zetel/ Friesland. Helga Köhne war eine ältere kräuterkundige Frau, die über ein bemerkenswertes Wissen verfügte und über viele Jahre hinweg Kräuterkurse gab, mit denen sie vielen Menschen auf den richtigen Weg geholfen hat. Über ihre Arbeit mit Kräutern wurde auch ein Film gedreht. Ihre persönlichen Mitteilungen sowie ihr Buch *„Die Welt vor meinen Füßen“* waren für mein Buch ebenfalls eine wichtige Quelle.

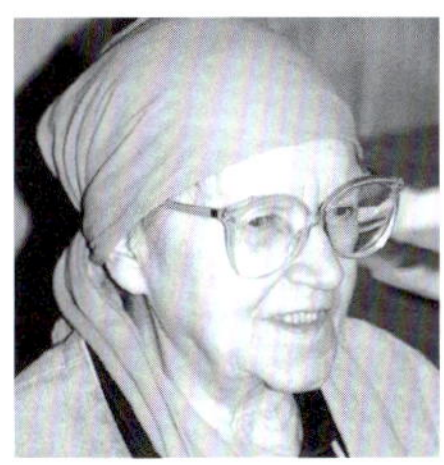

Renate Lücken

kam am 10.04.1941 in Theene im Südbrookmerland zur Welt und lebt heute in Wiegboldsbur. Frau Lücken ist eine ältere Bäuerin, die mir aus ihrer eigenen Erfahrung vieles aus der ostfriesischen Volksmedizin berichtet hat, darunter Anwendungen für Menschen, aber auch für Tiere. Von ihr stammt z. B. das alte Rezept zur Selbstherstellung von essigsaurer Tonerde.

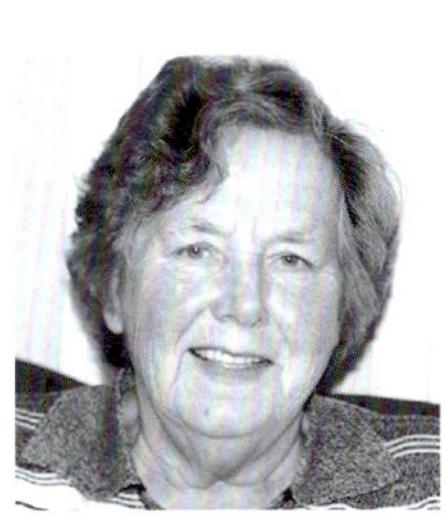

Hermann Alois Mayer

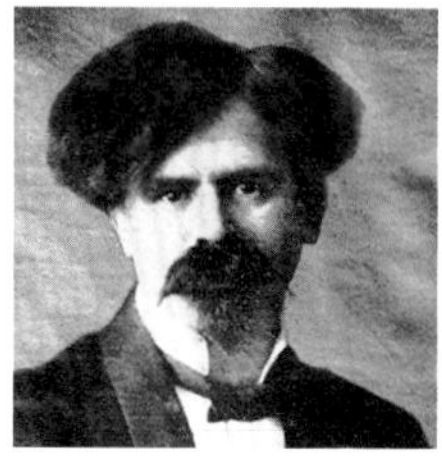

wurde am 06.02.1871 in Biberach an der Riss geboren und verstarb um 1930. H. A. Mayer war ein Heilpraktiker, der in Hamburg praktizierte und um 1910 ein Heilkräuterbuch schrieb, das auch heute noch als außerordentlich lehrreich gilt. Er war zwar kein Ostfriese, aber ein sehr bedeutender norddeutscher Kräuterheilkundiger, der durch sein Buch auch die ostfriesische Volksmedizin beeinflusst hat. Er war der Gründer eines Kräuterfachhandels in Hamburg, der bis heute besteht.

Luise Marie Peper geb. Feldmann

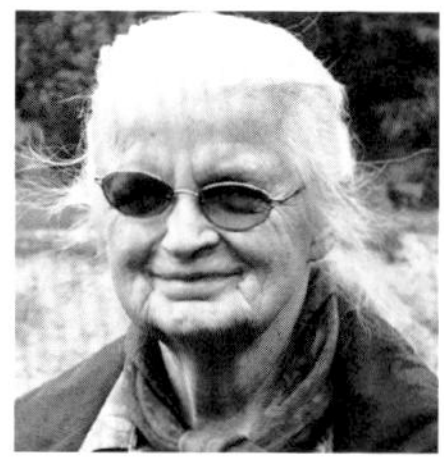

ist meine Mutter, die am 17.04.1936 in Elisabethfehn zur Welt kam. Sie verstarb am 28.4.2018. Als Bäuerin hat sie sich schon immer für Heilkräuter interessiert und vieles selbst ausprobiert und hat mir die ostfriesische Heilkunde auf diese Weise schon in meiner Kindheit nahe gebracht. Mit ihrer langjährigen Erfahrung, bei der sie immer wieder vieles ausprobiert hat, konnte sie mir viele wertvolle Tipps zu diesem Buch geben. Sie entdeckte z. B. die überzeugende Wirkung der Ringelblumentinktur bei Insektenstichen.

Joachim Post

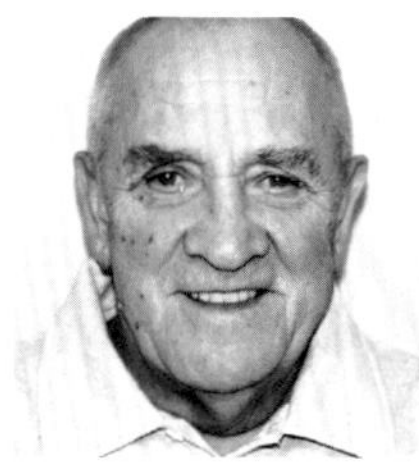

wurde am 11.11.1937 in Oltmannsfehn geboren, einem Dorf in der heutigen Gemeinde Uplengen. Joachim Post, der heute in Strackholt als traditioneller ostfriesischer Knochenbrecher tätig ist, berichtete mir ebenfalls von Anwendungen mit verschiedenen Haus- und Heilmitteln, so z. B. über die durchblutungsfördernde Wirkung von Petersilie.

Annchen Sanders, geborene Pleis

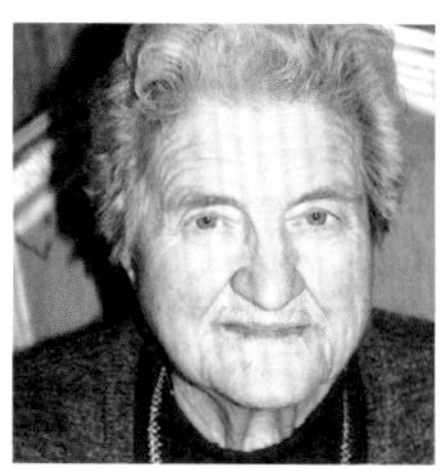

wurde am 25.04.1933 in Nordgeorgsfehn geboren. Frau Sanders lebt in Wiesmoor und ist eine ältere Bäuerin, die mir von einer ganzen Reihe interessanter Rezepturen aus der ostfriesischen Volksmedizin berichtet hat. Hierzu gehört beispielsweise das Inhalieren von Kamillenrauch bei Fließschnupfen u. v. a. Einiges von ihrem Wissen habe ich bereits in meinem ersten Buch verarbeitet.

Theo Schuster

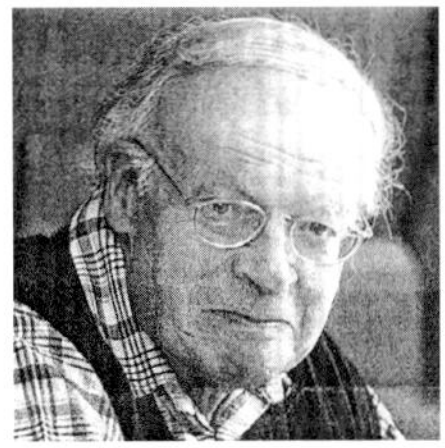

Geb. am 23.05. 1931 verstorben am 04.01. 2016
Theo Schuster war ein bedeutender ostfriesischer Verleger und Buchautor sowie Buchhändler in Leer. Seine Buchhandlung existiert bis heute und wird von seiner Frau geführt.
Sein Buch „Bösselkatrien heet mien Swien" handelt von allen Dingen, die mit Tieren in Ostfriesland zu tun hatten, wie zum Beispiel Gedichte, Gebräuche und auch volksmedizinische Anwendungen wie zu Beispiel Ameisensäure, Schweinefett oder Schneckensirup. Es ist bis heute ein hochaktuelles Nachschlagewerk, welches ich für dieses Buch sehr viel benutzt habe.
Theo Schuster und ich haben uns gegenseitig unterstützt. Er gab mir jeweils volksmedizinische Unterlagen und Berichte und ich habe ihm dafür Geschichten mit erzählendem Inhalt gegeben, welche er in seinem Buch „Spuk im Hammrichshof" und auch in „Die Möwe mit der Pfeife" veröffentlicht hat. Ohne seine Hilfe wäre schon mein erstes Buch nicht so gut geworden. Ich habe ihm viel zu verdanken.

Willem Scharrel, Heilpraktiker

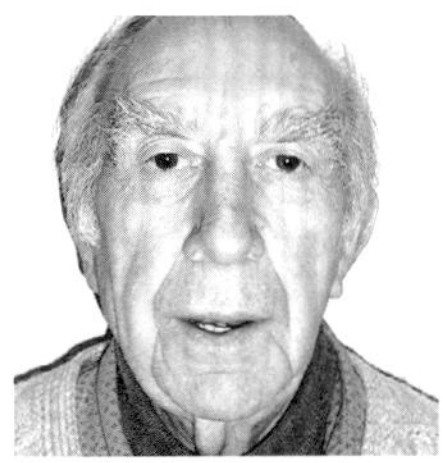

wurde am 11.11.1932 in Südgeorgsfehn in der heutigen Gemeinde Uplengen geboren. Seit 1960 ist Herr Scharrel Heilpraktiker mit einem umfangreichen Wissen über die ostfriesischen Volksmedizin. Er hat mir eine ganze Menge dieses Wissens und seiner Erfahrungen mitgeteilt, die ihm zum Teil noch von seinem Großvater überliefert worden sind, der ein bäuerlicher Viehdoktor war. Doch auch seine Tante Lena (bekannt als „Oma Lena") und deren Ehemann Folkert Folkerts, die beide bekannte Heilkundige waren, haben ihm ihr Wissen weitergegeben.

Wubbi Smeins

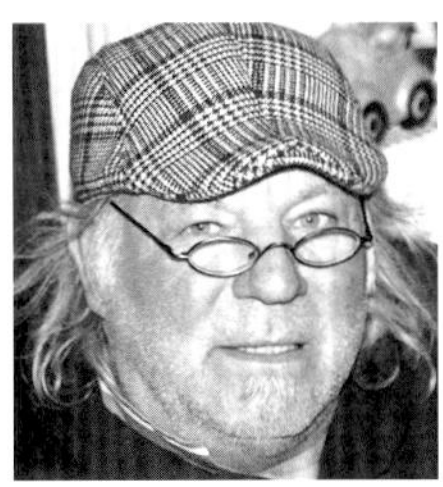

wurde am 23.02.1951 in Bad Nieuweschans geboren und wohnt heute in Oudezijl in den Niederlanden. Herr Smeins ist ein sehr guter Freund von mir aus den benachbarten Niederlanden und hat für mich im Grenzgebiet (Provinz Ostgroningen) immer wieder Wissen gesammelt und mir wertvolle Hinweise gegeben, vor allem zur Anwendung verschiedener Hausmittel. Er besorgte mir außerdem ältere niederländische Literatur, wodurch er für mich eine große Hilfe war.

Therese Walters geb. Peper

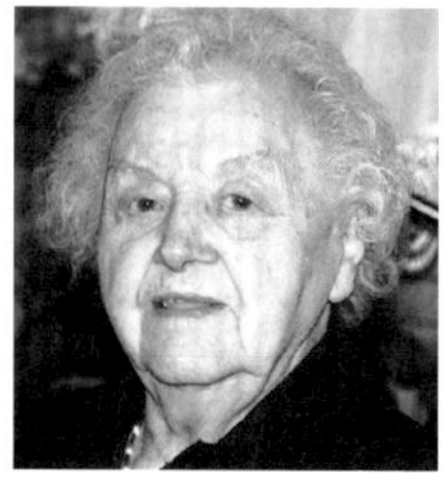

wurde am 22.04.1923 in Spols in der heutigen Gemeinde Uplengen geboren und wohnte in Siebestock. Sie starb am 14.6.2017. Sie war meine Tante, die Schwester meines Vaters, eine erfahrene Bäuerin, die mir einige sehr wertvolle Tipps aus der alten ostfriesischen Volksmedizin und ein paar Bücher sowie einzelne Schriften zu diesem Thema gab und mir damit sehr geholfen hat.

Bezugsquellen

Die hier angegebenen Bezugsquellen beruhen auf meinen persönlichen Erfahrungen und werden deshalb von mir besonders empfohlen. Das bedeutet natürlich nicht, dass es auch noch andere gute Hersteller und Bezugsquellen gibt.

Bezugsquellen für Kräutertees und Tinkturen

Firma Kräuter Schulte
(Freier Kräuterhandel)
Hauptstraße 5
76593 Gernsbach/Schwarzwald
Telefon: 07224/3876
Telefax: 07224/68434
Info@kraeuterschulte.de
www.kraeuterschulte.de

Kräuterhaus Hamburg
(Kräutermayer)
(Freier Kräuterhandel)
Kräuterhaus mit 100-jähriger Tradition, gegründet von Hermann Alois Mayer
www.kräuterhaus.net
Gewerbehof,
Koppel 34-36
20099 Hamburg
Tel: 040/240000 oder 040/249356

Fa. Caelo:
Nur über Apotheke

Fa. Klenk:
Nur über Apotheke

Bezugsquellen für lebende Pflanzen

Kräuterei
Inh. Annika und Charlotte Brunkhorst
www.kraeuterei.de
info@kraeuterei.de
Alexanderstr. 29
26121 Oldenburg
Tel: 0441-882368

Rühlemann's Kräuter und Duftpflanzen
www.kraeuter-und-duftpflanzen.de
Auf dem Berg 2
27367 Horstedt
Tel: 04288-928558

Heilkräuter-Labyrinth-Garten
Nina Grüther
Steenkampweg 3
26160 Bad Zwischenahn
Tel: 04403-5731

Jutta's Staudengarten
Garten- und Teichbau in Ostfriesland
www.juttas-staudengarten.de
Königsstraße 3
26835 Holtland-Nücke
Tel: 04950-2347

Naturland Betrieb
Dicke Bohne
Bianca de Boer
Hauptstr. 634
26683 Vreschen-Bokel
Email: info@dicke-bohne.de
www.dickebohne.de

Literaturnachweise

Ahlrichs, Richard, *Das Lied der Moore*, Verlag Dr. W. Reinhard, Leer

Jong, Wouter de, *Cacao, Supervoedsel vor een ultieme gezondheid*

Gienger, Michael, *Lexikon der Heilsteine*, Neue Erde Verlag Saarbrücken (als Quelle für Bernstein)

Goldschmidt, Jonas, *Volksmedicin im nordwestlichen Deutschland*, Verlag Theo Schuster, Leer/Ostfriesland (Reprint). Erstausgabe 1854 (Oldenburg)

Harms, Heinz und Stracke, Johannes, *Ostfriesische Rezeptsammlung aus der Zeit um 1560*, Emder Jahrbuch, Bd. 42, 1962

Hirsch, Siegfried und Grünberger, Felix, *Die Kräuter in meinem Garten*, Freya Verlag (als Quelle für die Inhaltsstoffe der Pflanzen und spezielle Rezepturen)

Huntemann, Ökonomierat, *Die plattdeutschen Namen unserer Kulturgewächse und der wild wachsenden Pflanzenarten*, Buchdruckerei Gussmann, Oldenburg 1931

Karl, Josef, *Phythotherapie – Lehr- und Verordnungsbuch*, Verlag Tibor Warczell, München 1974 (als Quelle für die Dosierungen pflanzlicher Zubereitungen)

Katholische Frauengemeinschaft St. Laurentius, Lehrte – Haselünne (Emsland), *Alte Hausmittel für die Gesundheit*, 1989

Kneipp-Reile, *Das große Kneippbuch*, Ausgabe von 1903 (als Quelle für Einzelheiten aus dem vergessenen Pflanzenschatz von Pfarrer Kneipp)

Köhne, Helga, Zetel, *Die Welt vor meinen Füßen*, Hrsg.: Karl-Heinz Heilig Film- und Medienproduktion

Leege, Otto (Dr.h.c), Juist, (1862-1951), *Bernstein an Ostfrieslands Küste im Ostfreesland Kalender von 1939*, Soltau Verlag Norden

Mayer, Hermann Alois (norddeutscher Heilpraktiker um 1900), *Hygiene und Kräuterheilkunde*, Neukultur Verlag Altona-Langenfeld, 1910

Mey van der Monique, *Oma weet raad!* Uitgeverij Verba NL

Michel, Dagmar (Die Brookmerlander Kräuterhexe), *Machtvolle Weggefährten*, Edition Nor-a im catware.net Verlag UG Hage, 2012

Oertel-Bauers, *Heilpflanzen-Taschenbuch mit lang erprobten Haus- und Heilmitteln*, 1908

Olliges, Lukas, *Ratgeber: Aus der Natur für die Menschen*, Lorup (Emsland)

Olliges, Lukas, *Ratgeber für Haus und Garten, Wetterregeln, Volksweisheiten und Naturpflanzen*, Lorup (Emsland)

Ostfreesland. Ein Kalender für Jedermann der Jahre 1983, 1990 und 2011, Verlag H. Soltau GmbH, Norden

Ostfriesland, Besinnliches und Beschauliches aus dem Nordwesten, Verlag Dr. W. Reinhard, Leer

Ostfriesland im Wandel der Zeiten, Verlag Dr. W. Reinhard, Leer

Pahlow, Manfried, *Das große Buch der Heilpflanzen*, Gräfe und Unzer Verlag (als Quelle für die Inhaltsstoffe der Pflanzen und spezielle Rezepturen)

Sanders, Adolf, *Ostfriesisch-plattdeutsche Tier- und Pflanzennamen*, in: Kalender für Ostfriesland, 2010 und 2012, Norden

Sauvagerd, Karl, *Heimatliche Naturheilkräfte*, Verlag: Heimatverein der Grafschaft Bentheim e.V., 1973

Schneider, Dr. med. E., *Nutze die Heilkraft unserer Nahrung*, Band I. Saatkorn-Verlag (als Quelle für die Inhaltsstoffe der Hausmittel und Nutzpflanzen (Gemüsearten)

Schuster, Theo, *Bösselkatrien heet mien Swien, (Das Tier in Kultur, Sitten, Bräuche und Volksmedizin in Ostfriesland)*, Schuster Verlag Leer

Threben, Maria, *Gesundheit aus der Apotheke Gottes*, Ennsthaler Verlag

Uyldert, Mellie, *Lecicon der Geneeskruiden*, Uitgeverij de Driehoek, Amsterdam NL

van den Brink, Klazien (Klazien uit Zalk), *Allerhande dingen over de natuur*, Uitgeversmaatschappij J.H.Kok, Kampem NL

van Dieken, Jan, *Beiträge zur Flora Nordwest-Deutschlands unter besonderer Berücksichtigung Ostfrieslands*, Verlag C. L. Mettcker & Söhne, 1970

van Dieken, Jan, *Pflanzen im ostfriesischen Volksglauben und Brauchtum*, Verlag Ostfriesische Landschaft, Aurich 1971 (Hauptquelle des Buches)

von Bingen, Hildegard, *Physica – Heilkraft der Natur*, Pattloch Verlag, Augsburg (ergänzend zu Rate gezogen)

Wessel, A. W., *Flora Ostfrieslands*, Aurich 1858

Wichl, Max, *Teedrogen*, Wissenschaftliche Verlagsgesellschaft GmbH, Stuttgart (als Quelle für die Inhaltsstoffe der Pflanzen)

Online-Recherche: praxistipps.foccus.de/warumFeigenessensogesundist; google.de/Stutenmilch+Inhaltsstoffe

Bild und Fotonachweise:

Die Zeichnungen und Fotos sind von Karl-Heinz Peper.
Ausnahmen sind folgende: Die Fotos von den in den Biographien genannten Personen stammen entweder von denen selbst oder von deren Angehörigen, sofern sie nicht von mir selbst fotografiert wurden. Das Foto von Theo Schuster wurde aus der Ostfriesenzeitung übernommen. Das Foto von H.A. Meyer stammt aus seinem Buch von 1910. Das Foto von Dr. Jonas Goldschmidt von 1860 bekam ich von der Oldenburger Landschaft. Das Foto des Autors auf der Rückseite stammt vom Fotostudio Scheiwe in Augustfehn.

Danksagung:

Bedanken möchte ich mich bei meiner Kollegin Petra Göricke fürs Korrekturlesen und bei meiner Zeichenlehrerin Ellen Schneider-Stötzner. Mein Dank gilt auch Frerich van Dieken und Elisabeth van Dieken für die Hilfe bei der Recherche nach den Unterlagen des Vaters bzw. Großvaters. Ein großes Dankeschön geht an meine Lebensgefährtin Dietlind Rafalski für ihre Geduld und Unterstützung.

Abbildungen auf dem Umschlag:
Flieder/Holunder, Salbei, Porree, Rote Beete, Steckrübe, Kirschen, Hering, rote Waldameise, Biene, Schaf, Kalb, Hahn und Ziege

Layout und Satz: Iris Dahlke, Isensee Verlag

Bibliografische Information der Deutschen Bibliothek
Die Deutsche Bibliothek verzeichnet diese Publikation in der Deutschen Nationalbibliografie; detaillierte bibliografische Daten sind im Internet über <http://dnb.ddb.de> abrufbar.

ISBN 978-3-7308-1615-8

Gedruckt bei Isensee in Oldenburg